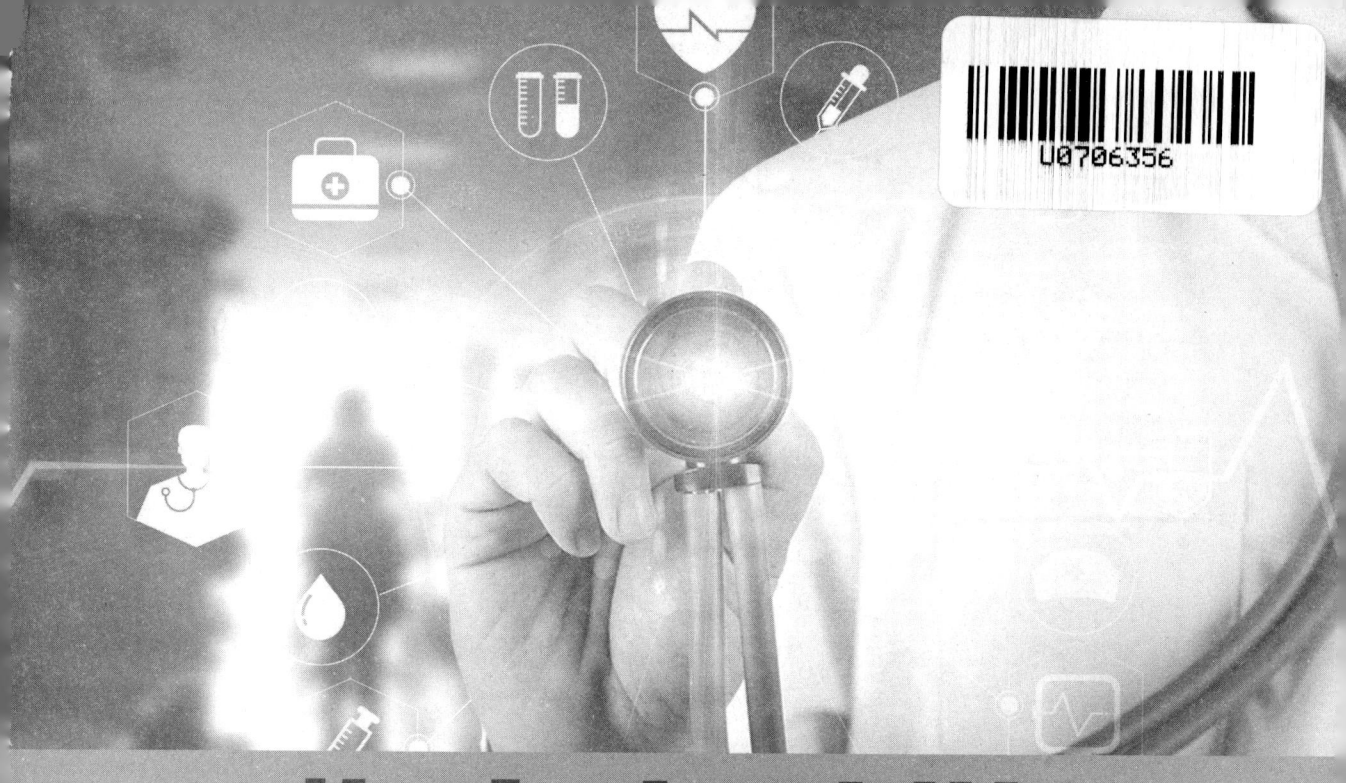

临床内科学

LINCHUANG NEIKEXUE

主编 宗 煜　徐云云　梁发珍

江西·南昌

江西科学技术出版社

图书在版编目（CIP）数据

临床内科学 / 宗煜, 徐云云, 梁发珍主编. -- 南昌：江西科学技术出版社, 2019.6（2023.7重印）
　ISBN 978-7-5390-6839-8
　Ⅰ.①临… Ⅱ.①宗… ②徐… ③梁… Ⅲ.①内科学 Ⅳ.①R5
中国版本图书馆CIP数据核字（2019）第121705号

国际互联网（Internet）地址：
http://www.jxkjcbs.com
选题序号：KX2019044
图书代码：B19074-102

临床内科学	宗煜	徐云云	梁发珍	主编

出版发行	江西科学技术出版社
社址	南昌市蓼洲街2号附1号
	邮编：330009　电话：（0791）86623491　86639342（传真）
印刷	永清县晔盛亚胶印有限公司
经销	各地新华书店
开本	787 mm × 1092 mm　1/16
字数	162千字
印张	9.5
版次	2019年6月第1版　2023年7月第2次印刷
书号	ISBN 978-7-5390-6839-8
定价	52.00元

赣版权登字-03-2019-154
版权所有　侵权必究
（赣科版图书凡属印装错误，可向承印厂调换）

前　言

　　临床内科学是对医学科学发展产生重要影响的临床医学学科。它是一门涉及面广和整体性强的学科。它是临床医学各科的基础学科,所阐述的内容在临床医学的理论和实践中具有普遍意义,是掌握其他临床学科的重要基础。其任务是掌握内科常见病、多发病的病因、发病机制、临床表现、诊断和防治的基本知识、基本理论和实践技能。

　　临床内科学是利用现代医学的科学方法研究疾病的病因和发病机制、临床表现、诊断和鉴别、治疗及预防,其重点是诊断及治疗;通常包括呼吸系统疾病、消化系统疾病、泌尿系统疾病、血液系统疾病、内分泌系统疾病、风湿性疾病等模块。

　　临床内科学的方法是透过病史询问或面谈后,进行病理检查,根据病史与检查所见做实验诊断与影像检查,以期在众多鉴别诊断中排除可能性较低者,获得最有可能的诊断;获得诊断后,临床内科的治疗方法包含追踪观察生活方式,药物,进行介入性治疗等,根据病人的状况调整药物的使用,防止产生副作用并处理避免不了的副作用及并发症。临床内科学是临床医学中的核心学科,临床医学的共性诊断与治疗思维,集中表达在内科学中;且在临床实践中,临床内科疾病也最为常见,因此熟悉和掌握临床内科学不仅对掌握其他科有所裨益,而且更是大多数病人的需要。

　　编辑本书目的是为往后我国的临床内科应用提供一些基础的临床内科知识和系统知识体系。

　　由于本书的内容庞杂,涉及的知识点众多,编写人员比较多,各章节内容的深度和广度可能存在不一致,且谬误无可避免,敬请广大读者批评指正。

目 录

1 绪论 　　　　　　　　　　　　　　　　　　　　　　　　　1

　　1.1　概述 / 1
　　1.2　如何学好临床内科学 / 5

2 呼吸系统疾病 　　　　　　　　　　　　　　　　　　　　　7

　　2.1　呼吸系统概述 / 7
　　2.2　急性上呼吸道感染和急性气管支气管炎 / 8
　　2.3　慢性支气管炎、慢性阻塞性肺疾病 / 13
　　2.4　支气管哮喘 / 16
　　2.5　支气管扩张症 / 21
　　2.6　肺部感染性疾病 / 22
　　2.7　肺结核 / 26

3 循环系统疾病 　　　　　　　　　　　　　　　　　　　　　29

　　3.1　循环系统概述 / 29
　　3.2　心力衰竭 / 31
　　3.3　心律失常 / 35
　　3.4　房性心律失常 / 38

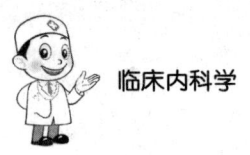

4 消化系统疾病　　　　　　　　　　　48

 4.1　概述 / 48

 4.2　胃食管反流病 / 50

 4.3　胃炎 / 55

 4.4　消化性溃疡 / 61

 4.5　胃癌 / 70

5 泌尿系统疾病　　　　　　　　　　　74

 5.1　泌尿系统 / 74

 5.2　肾小球疾病概述 / 76

 5.3　肾小球肾炎 / 80

 5.4　急进性肾小球肾炎 / 81

 5.5　慢性肾小球肾炎 / 84

 5.6　肾病综合征 / 87

6 血液系统疾病　　　　　　　　　　　98

 6.1　概述 / 98

 6.2　贫血 / 98

 6.3　缺铁性贫血 / 99

 6.4　巨幼细胞贫血 / 101

 6.5　再生障碍性贫血 / 105

 6.6　溶血性贫血 / 106

 6.7　白血病 / 108

7 内分泌系统疾病及代谢疾病　　　　112

 7.1　概述 / 112

 7.2　垂体瘤 / 112

老年患者、左心房扩大、冠心病等使发生栓塞的危险性更大。存在以上任何一种情况,均应接受长期抗凝治疗。口服华法林,使凝血酶原时间国际标准化比值(INR)维持在2.0~3.0之间,能安全而有效预防脑卒中发生。不适宜应用华法林的患者以及无以上危险因素的患者,可改用阿司匹林(每日100~300mg)。施行长期抗凝治疗应考虑个体的不同状况,严密监测药物可能有潜在出血的危险。房颤持续不超过2天,复律前无需作抗凝治疗。否则应在复律前接受3周华法林治疗,待心律转复后继续治疗3~4周。紧急复律治疗可选用静注肝素或皮下注射低分子量肝素抗凝。

房颤发作频繁、心室率很快、药物治疗无效者,可施行房室结阻断消融术,并同时安置心室按需或双腔起搏器。其他治疗方法包括射频消融、外科手术、植入式心房除颤器等。近年来有关房颤消融的方法,标测定位技术及相关器械的性能均有了较大的进展。房颤消融的适应证有扩大趋势,但其成功率仍不理想,复发率也偏高。目前国际权威指南中仍将消融疗法列为房颤的二线治疗,不推荐作为首选治疗方法。房颤时心室率较慢,患者耐受良好者,除预防栓塞并发症外,通常无须特殊治疗。

3.4.5 房室交界区性心律失常

3.4.5.1 房室交界区性期前收缩

房室交界区性期前收缩简称交界性期前收缩。冲动起源于房室交界区,可前向和逆向传导,分别产生提前发生的QRS波群与逆行P波。逆行P波可位于QRS波群之前(PR间期<0.12秒)、之中或之后(RP间期<0.20秒)。QRS波群形态正常,当发生室内差异性传导,QRS波群形态可有变化。

交界性期前收缩通常无须治疗。

3.4.5.2 房室交界区性逸搏与心律

房室交界区组织在正常情况下不表现出自律性,称为潜在起搏点。下列情况时,潜在起搏点可成为主导起搏点:由于窦房结冲动频率减慢,低于上述潜在起搏点的固有频率;由于传导障碍,窦房结冲动不能抵达潜在起搏点部位,潜在起搏点除极产生逸搏。房室交界区性逸搏的频率通常为40~60次/分。心电图表现为在正常P波间期的间歇后出现一个正常的QRS波群,P波缺失,或逆行P波位于QRS波之前或之后,此外,亦可见到未下传至心室的窦性P波。

房室交界区性心律指房室交界区性逸搏连续发生形成的节律。心电图显示正常下传的QRS波群,频率为40~60次/分。可有逆行P波或存在独立的缓慢的心房活动,从而形成房室分离。此时,心室率超过心房率。房室交界区性逸搏或心律的出现,不定,称为 f 波;频率约 350～600 次/分;②心室率极不规则,房颤未接受药物治疗、房室传导正常者,心室率通常在 100～160 次/分之间,药物(儿茶酚胺类等)、运动、发热、甲状腺功能亢进等均可缩短房室结不应期,使心室率加速;相反,洋地黄延长房室结不应期,减慢心室率;③QRS 波群形态通常正常,当心室率过快,发生室内差异性传导,QRS 波群增宽变形。

3.4.4.4 治疗

应积极寻找房颤的原发疾病和诱发因素,作出相应处理。

(1) 急性心房颤动

初次发作的房颤且在 24～48 小时以内,称为急性房颤。通常,发作可在短时间内自行终止。对于症状显著者,应迅速给予治疗。最初治疗的目标是减慢快速的心室率。静脉注射 β 受体阻滞剂或钙通道阻滞剂,洋地黄仍可选用,但已不作为首选用药,使安静时心率保持在 60～80 次/分,轻微运动后不超过 100 次/分。必要时,洋地黄与 β 受体阻滞剂或钙通道阻滞剂合用。心力衰竭与低血压者忌用 β 受体阻滞剂与维拉帕米,预激综合征合并房颤禁用洋地黄、β 受体阻滞剂与钙通道阻滞剂。经以上处理后,房颤常在 24～48 小时内自行转复,仍未能恢复窦性心律者,可应用药物或电击复律。

(2) 慢性心房颤动

根据慢性房颤发生的持续状况,可分为阵发性、持续性与永久性三类。阵发性房颤常能自行终止,急性发作的处理如上所述。当发作频繁或伴随明显症状,可应用口服普罗帕酮、莫雷西嗪或胺碘酮,减少发作的次数与持续时间。持续性房颤不能自动恢复为窦性心律。复律治疗成功与否与房颤持续时间的长短、左房大小和年龄有关。如选择复律,普罗帕酮、莫雷西嗪、索他洛尔与胺碘酮可供选用。复律后复发机会仍很高,上述药物亦可用作预防复发。选用电复律治疗,应在电复律前几天给予抗心律失常药,预防复律后房颤复发,部分患者亦可能在电复律前用药中已恢复窦性心律。低剂量胺碘酮(200mg/d)的疗效与患者的耐受性均较好。近来的研究表明,持续性房颤选择减慢心室率同时注意血栓栓塞的预防,其预后与经复律后维持窦律者并无显著差别,并且更为简便易行,尤其适用于老年患者。慢性房颤经复律与维持窦性心律治疗无效者,称为永久性房颤。此时,治疗目的应为控制房颤过快的心室率,可选用 β 受体阻滞剂、钙通道阻滞剂或地高辛。但应注意这些药物的禁忌证。

(3) 预防栓塞并发症

慢性房颤患者有较高的栓塞发生率。过去有栓塞病史、瓣膜病、高血压、糖尿病、

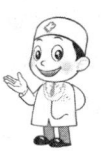

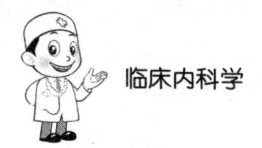

(kg2min)],亦可减慢房扑时的心室率。洋地黄制剂(地高辛或毛花苷 C)减慢心室率的效果较差,常需较大剂量始能达到目的。若单独应用洋地黄未能奏效,可联合应用 p 受体阻滞剂或非二氢吡啶类钙通道阻滞剂。

3.4.4 心房颤动

心房颤动简称房颤,是一种十分常见的心律失常。据统计,我国 30 岁以上人群,房颤患病率为 0.77%,并随年龄而增加,男性高于女性(0.9% :0.7%)。

3.4.4.1 病因

房颤的发作呈阵发性或持续性。房颤可见于正常人,可在情绪激动、手术后、运动或大量饮酒时发生。心脏与肺部疾病患者发生急性缺氧、高碳酸血症、代谢或血流动力学紊乱时亦可出现房颤。房颤常发生于原有心血管疾病者,常见于风湿性心脏病、冠心病、高血压性心脏病、甲状腺功能亢进、缩窄性心包炎、心肌病、感染性心内膜炎以及慢性肺源性心脏病。房颤发生在无心脏病变的中青年,称为孤立性房颤。老年房颤患者中部分是心动过缓-心动过速综合征的心动过速期表现。

3.4.4.2 临床表现

房颤症状的轻重受心室率快慢的影响。心室率超过 150 次/分,患者可发生心绞痛与充血性心力衰竭。心室率不快时,患者可无症状。房颤时心房有效收缩消失,心排血量比窦性心律时减少达 25% 或更多。房颤并发体循环栓塞的危险性甚大。栓子来自左心房,多在左心耳部,因血流淤滞、心房失去收缩力所致。据统计,非瓣膜性心脏病者合并房颤,发生脑卒中的机会较无房颤者高出 5~7 倍。二尖瓣狭窄或二尖瓣脱垂合并房颤时,脑栓塞的发生率更高。对于孤立性房颤是否增加脑卒中的发生率,尚无一致见解。

心脏听诊第一心音强度变化不定,心律极不规则。当心室率快时可发生脉短绌,原因是许多心室搏动过弱以致未能开启主动脉瓣,或因动脉血压波太小,未能传导至外周动脉,颈静脉搏动 a 波消失。

一旦房颤患者的心室律变得规则,应考虑以下的可能性:①恢复窦性心律;②转变为房性心动过速;③转变为房扑(固定的房室传导比率);④发生房室交界区性心动过速或室性心动过速。如心室律变为慢而规则(30~60 次/分),提示可能出现完全性房室传导阻滞。心电图检查有助于确立诊断。房颤患者并发房室交界区性与室性心动过速或完全性房室传导阻滞,最常见原因是洋地黄中毒。

3.4.4.3 心电图检查

心电图表现包括:①P 波消失,代之以小而不规则的基线波动,形态与振幅均变化

3.4.3.1 病因

房扑可发生于无器质性心脏病者,也可见于一些心脏病患者,病因包括风湿性心脏病、冠心病、高血压性心脏病、心肌病等。此外,肺栓塞、慢性充血性心力衰竭、二、三尖瓣狭窄与反流导致心房扩大,亦可出现房扑。其他病因有甲状腺功能亢进、酒精中毒、心包炎等。

3.4.3.2 临床表现

房扑往往有不稳定的倾向,可恢复窦性心律或进展为心房颤动,但亦可持续数月或数年。按摩颈动脉窦能突然成比例减慢房扑的心室率,停止按摩后又恢复至原先心室率水平。令患者运动、施行增加交感神经张力或降低迷走神经张力的方法,可促进房室传导,使房扑的心室率成倍数加速。心房扑动的心室率不快时,患者可无症状。房扑伴有极快的心室率,可诱发心绞痛与充血性心力衰竭。体格检查可见快速的颈静脉扑动。当房室传导比率发生变动时,第一心音强度亦随之变化。有时能听到心房音。

3.4.3.3 心电图检查

心电图特征为:①心房活动呈现规律的锯齿状扑动波称为 F 波,扑动波之间的等电线消失,在Ⅱ、Ⅲ、aVF 或 V - 导联最为明显。典型房扑的心房率通常为 250~300 次/分。②心室率规则或不规则,取决于房室传导比率是否恒定。当心房率为 300 次/分,未经药物治疗时,心室率通常为 150 次/分(2:1 房室传导)。使用奎尼丁、普罗帕酮、莫雷西嗪等药物,心房率减慢至 200 次/分以下,房室传导比率可恢复 1:1,导致心室率显著加速。预激综合征和甲状腺功能亢进并发之房扑,房室传导可达 1:1,产生极快的心室率。不规则的心室率系由于传导比率发生变化,如 2:1 与 4:1 传导交替所致。③QRS 波群形态正常,当出现室内差异传导、原先有束支传导阻滞或经房室旁路下传时,QRS 波群增宽、形态异常。

3.4.3.4 治疗

应针对原发疾病进行治疗。最有效终止房扑的方法是直流电复律。通常应用很低的电能(低于 50J),便可迅速将房扑转复为窦性心律。如电复律无效,或已应用大剂量洋地黄不适宜电复律者,可将电极导管插至食管的心房水平,或经静脉穿刺插入电极导管至右心房处,以超过心房扑动频率起搏心房,此法能使大多数典型心房扑动转复为窦性心律或心室率较慢的心房颤动。钙通道阻滞剂维拉帕米或地尔硫䓬(硫氮䓬酮),能有效减慢房扑之心室率。超短效的 β 受体阻滞剂艾司洛尔[200μg/

力学障碍,因而无须紧急处理。假如心室率达140次/分以上、由洋地黄中毒所致,或临床上有严重充血性心力衰竭或休克征象,应进行紧急治疗。其处理方法如下:

洋地黄引起者:

①立即停用洋地黄;②如血清钾不升高,首选氯化钾口服(半小时内服用完5g,如仍未恢复窦性心律,2小时后再口服2.5g)或静脉滴注氯化钾(每小时10~20mmol,总量不超过40mmol),同时进行心电图监测,以避免出现高血钾(T波高尖);③已有高血钾或不能应用氯化钾者,可选用利多卡因、β受体阻滞剂。心室率不快者,仅需停用洋地黄。

非洋地黄引起者:

①积极寻找病因,针对病因治疗;②洋地黄、β受体阻滞剂、非二氢吡啶类钙通道阻滞剂可用于减慢心室率;③如未能转复窦性心律,可加用IA、IC或Ⅲ类抗心律失常药;④少数持续快速自律性房速药物治疗无效时,亦可考虑作射频消融。

3.4.2.2　折返性房性心动过速

本型较为少见,折返发生于手术瘢痕,解剖缺陷的邻近部位。心电图显示P波与窦性者形态不同,PR间期通常延长。

心电生理检查特征为:①心房程序电刺激能诱发与终止心动过速;②心动过速开始前必先发生房内传导延缓;③心房激动次序与窦性者不同;④刺激迷走神经通常不能终止心动过速发作,但可产生房室传导阻滞。

本型心律失常的处理可参照阵发性室上性心动过速。

3.4.2.3　紊乱性房性心动过速

本型亦称多源性房性心动过速。常发生于患慢性阻塞性肺疾病或充血性心力衰竭的老年人,亦见于洋地黄中毒与低血钾患者。

心电图表现为:①通常有3种或以上形态各异的P波,PR间期各不相同;②心房率100~130次/分;③大多数P波能下传心室,但部分P波因过早发生而受阻,心室率不规则。本型心律失常最终可能发展为心房颤动。

治疗应针对原发疾病。肺部疾病患者应给予充足供氧、控制感染,停用氨茶碱、去甲肾上腺素、异丙。肾上腺素、麻黄碱等药物。维拉帕米与胺碘酮可能有效。补充钾盐与镁盐可抑制心动过速发作。

3.4.3　心房扑动

心房扑动简称房扑。

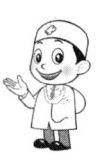

或窦房结周围组织的不应期长,窦房结的节律未被扰乱,期前收缩前后PP间期恰为窦性者的两倍,称为完全性代偿间歇。房性期前收缩下传的QRS波群形态通常正常,较早发生的房性期前收缩有时亦可出现宽大畸形的QRS波群,称为室内差异性传导。

3.4.1.2 治疗

房性期前收缩通常无须治疗。当有明显症状或因房性期前收缩触发室上性心动过速时,应给予治疗。吸烟、饮酒与咖啡均可诱发房性期前收缩,应劝导患者戒除或减量。治疗药物包括普罗帕酮、莫雷西嗪或β受体阻滞剂。

3.4.2 房性心动过速

房性心动过速简称房速。根据发生机制与心电图表现的不同,可分为自律性房性心动过速、折返性房性心动过速与紊乱性房性心动过速三种。自律性与折返性房性心动过速常可伴有房室传导阻滞,被称为伴有房室阻滞的阵发性房性心动过速。

3.4.2.1 自律性房性心动过速

大多数伴有房室传导阻滞的阵发性房性心动过速因自律性增高引起。心肌梗死、慢性肺部疾病、大量饮酒以及各种代谢障碍均可为致病原因。洋地黄中毒特别在低血清钾时易发生这种心律失常。

(1)临床表现

发作呈短暂、间歇或持续发生。当房室传导比率发生变动时,听诊心律不恒定,第一心音强度变化。颈静脉见到a波数目超过听诊心搏次数。

(2)心电图与心电生理检查

心电图表现包括:①心房率通常为150~200次/分;②P波形态与窦性者不同,在Ⅱ、Ⅲ、aVF导联通常直立;③常出现二度Ⅰ型或Ⅱ型房室传导阻滞,呈现2:1房室传导者亦属常见,但心动过速不受影响;④P波之间的等电线仍存在(与心房扑动时等电线消失不同);⑤刺激迷走神经不能终止心动过速,仅加重房室传导阻滞;⑥发作开始时心率逐渐加速。

心电生理检查特征为:①心房程序刺激通常不能诱发心动过速,发作不依赖于房内或房室结传导延缓;②心房激动顺序与窦性P波不同;③心动过速的第一个P波与随后的P波形态一致,这与折返机制引起者不同;④心房超速起搏能抑制心动过速,但不能终止发作。

(3)治疗

房性心动过速合并房室传导阻滞时,心室率通常不太快,不会招致严重的血流动一次长PP间期,该长PP间期短于基本PP间期的两倍,此型窦房传导阻滞应与窦性心律不齐鉴别;莫氏Ⅱ型阻滞时,长PP间期为基本PP间期的整倍数。窦房传导阻滞后可出现逸搏心律。

3.3.3.8 病态窦房结综合征

病态窦房结综合征(SSS,简称病窦综合征)是由窦房结病变导致功能减退,产生多种心律失常的综合表现。患者可在不同时间出现一种以上的心律失常。病窦综合征经常同时合并心房自律性异常。部分患者同时有房室传导功能障碍。

心电图主要表现包括:①持续而显著的窦性心动过缓(50次/分以下),且并非由于药物引起;②窦性停搏与窦房传导阻滞;③窦房传导阻滞与房室传导阻滞同时并存;④心动过缓-心动过速综合征,这是指心动过缓与房性快速性心律失常(心房扑动、心房颤动或房性心动过速)交替发作。病窦综合征的其他心电图改变为:①在没有应用抗心律失常药物下,心房颤动的心室率缓慢,或其发作前后有窦性心动过缓和(或)第一度房室传导阻滞;②房室交界区性逸搏心律等。

根据心电图的典型表现,以及临床症状与心电图改变存在明确的相关性,便可确定诊断。为确定症状与心电图改变的关系,可作单次或多次动态心电图或事件记录器检查,如在晕厥等症状发作的同时记录到显著的心动过缓,即可提供有力佐证。

3.4 房性心律失常

3.4.1 房性期前收缩

房性期前收缩,激动起源于窦房结以外心房的任何部位。正常成人进行24小时心电检测,大约60%有房性期前收缩发生。各种器质性心脏病患者均可发生房性期前收缩,并可能是快速性房性心律失常的先兆。

3.4.1.1 心电图检查

房性期前收缩的P波提前发生,与窦性P波形态不同。如发生在舒张早期,适逢房室结尚未脱离前次搏动的不应期,可产生传导中断,无QRS波发生(被称为阻滞的或未下传的房性期前收缩)或缓慢传导(下传的PR间期延长)现象。发生很早的房性期前收缩的P波可重叠于前面的T波之上,且不能下传心室,易误认为窦性停搏或窦房传导阻滞。此时,仔细检查长间歇前的T波形态,常可发现埋藏在内的P波。房性期前收缩常使窦房结提前发生除极,因而包括期前收缩在内前后两个窦性P波的间期,短于窦性PP间期的两倍,称为不完全性代偿间歇。少数房性期前收缩发生较晚,颈动脉窦按摩的反应是心率逐渐减慢,停止按摩后恢复至原来水平。房室结参与的折返性心动过速的反应是可能心动过速突然终止。心房颤动与扑动的反应是心室率减慢,后者房率与室率可呈 2∶1～4∶1 比例变化,随后恢复原来心室率,但心房颤动与扑动依然存在。

3.3.3.3 心电图检查

是诊断心律失常最重要的一项无创伤性检查技术。应记录 12 导联心电图,并记录清楚显示 P 波导联的心电图长条以备分析,通常选择 V₁ 或 Ⅱ 导联。

3.3.3.4 窦性心动过速心电图检查

正常窦性心律的冲动起源于窦房结,频率为 60～100 次/分。心电图显示窦性心律的 P 波在 Ⅰ、Ⅱ、aVF 导联直立,aVR 倒置。PR 间期 0.12～0.20s。

心电图符合窦性心律的上述特征,成人窦性心律的频率超过 100 次/分,为窦性心动过速。窦性心动过速通常逐渐开始和终止。频率大多在 100～150 次/分之间,偶有高达 200 次/分。刺激迷走神经可使其频率逐渐减慢,停止刺激后又加速至原先水平。

3.3.3.5 窦性心动过缓心电图检查

成人窦性心律的频率低于 60 次/分,称为窦性心动过缓。窦性心动过缓常同时伴有窦性心律不齐(不同 PP 间期的差异大于 0.12 秒)。

3.3.3.6 窦性停搏

窦性停搏或窦性静止是指窦房结不能产生冲动。心电图表现为在较正常 PP 间期显著长的间期内无 P 波发生,或 P 波与 QRS 波群均不出现,长的 PP 间期与基本的窦性 PP 间期无倍数关系。长时间的窦性停搏后,下位的潜在起搏点,如房室交界处或心室,可发出单个逸搏或逸搏性心律控制心室。过长时间的窦性停搏,并且无逸搏发生时,患者可出现黑矇、短暂意识障碍或晕厥,严重者可发生 Adams – STokes 综合征,甚至死亡。迷走神经张力增高或颈动脉窦过敏均可发生窦性停搏。此外,急性下壁心肌梗死、窦房结变性与纤维化、脑血管意外等病变、应用洋地黄类药物、乙酰胆碱等药物亦可引起窦性停搏。治疗可参照病态窦房结综合征。

3.3.3.7 窦房传导阻滞

窦房传导阻滞(SAB,窦房阻滞)指窦房结冲动传导至心房时发生延缓或阻滞。理论上 SAB 亦可分为三度。

由于体表心电图不能显示窦房结电活动,因而无法确立第一度窦房传导阻滞的诊断。第三度窦房传导阻滞与窦性停搏鉴别困难,特别当发生窦性心律不齐时。第二度窦房传导阻滞分为两型:莫氏Ⅰ型即文氏阻滞,表现为 PP 间期进行性缩短,直至出现增高而形成各种快速性心律失常。触发活动是指心房、心室与希氏束-普肯耶组织在动作电位后产生除极活动,被称为后除极。若后除极的振幅增高并达到阈值,便可引起反复激动,持续的反复激动即构成快速性心律失常。它可见于局部出现儿茶酚胺浓度增高、心肌缺血-再灌注、低血钾、高血钙及洋地黄中毒时。

3.3.2.2 冲动传导异常

折返是快速心律失常的最常见发生机制。产生折返的基本条件是传导异常,它包括:①心脏两个或多个部位的传导性与不应期各不相同,相互连接形成一个闭合环;②其中一条通道发生单向传导阻滞;③另一通道传导缓慢,使原先发生阻滞的通道有足够时间恢复兴奋性;④原先阻滞的通道再次激动,从而完成一次折返激动。冲动在环内反复循环,产生持续而快速的心律失常。

冲动传导至某处心肌,如适逢生理性不应期,可形成生理性阻滞或干扰现象。传导障碍并非由于生理性不应期所致者,称为病理性传导阻滞。

3.3.3 心律失常的诊断

3.3.3.1 病史

心律失常的诊断应从详尽采集病史入手。让患者客观描述发生心悸等症状时的感受。病史通常能提供对诊断有用的线索:①心律失常的存在及其类型;②心律失常的诱发因素:烟、酒、咖啡、运动及精神刺激等;③心律失常发作的频繁程度、起止方式;④心律失常对患者造成的影响,产生症状或存在潜在预后意义;⑤心律失常对药物和非药物方法如体位、呼吸、活动等的反应。

3.3.3.2 体格检查

除检查心率与节律外,某些心脏体征有助心律失常的诊断。例如,完全性房室传导阻滞或房室分离时心律规则,因 PR 间期不同,第一心音强度亦随之变化。若心房收缩与房室瓣关闭同时发生,颈静脉可见巨大 a 波(canonwave)。左束支传导阻滞可伴随第二心音反常分裂。

颈动脉窦按摩通过提高迷走神经张力,减慢窦房结冲动发放频率和延长房室结传导时间与不应期,可对某些心律失常的及时终止和诊断提供帮助。其操作方法是:患者取平卧位,尽量伸展颈部,头部转向对侧,轻轻推开胸锁乳突肌,在下颌角处触及颈动脉搏动,先以手指轻触并观察患者反应。如无心率变化,继续以轻柔的按摩手法逐渐增加压力,持续约5秒。严禁双侧同时施行。老年患者颈动脉窦按摩偶尔会引起脑梗死。因此,事前应在颈部听诊,如听到颈动脉嗡鸣音应禁止施行。窦性心动过速对

3.3 心律失常

3.3.1 概述

心律失常(cardiacarrhythmia)是指心脏冲动的频率、节律、起源部位、传导速度或激动次序的异常。按其发生原理,区分为冲动形成异常和冲动传导异常两大类。

3.3.1.1 冲动形成异常

(1)窦性心律失常

①窦性心动过速;②窦性心动过缓;③窦性心律不齐;④窦性停搏。

(2)异位心律

(3)被动性异位心律

①逸搏(房性、房室交界区性、室性);②逸搏心律(房性、房室交界区性、室性)。

(4)主动性异位心律

①期前收缩(房性、房室交界区性、室性);②阵发性心动过速(房性、房室交界区性、房室折返性、室性);③心房扑动、心房颤动;④心室扑动、心室颤动。

3.3.1.2 冲动传导异常

(1)生理性

干扰及房室分离。

(2)病理性

①窦房传导阻滞;②房内传导阻滞;③房室传导阻滞;④束支或分支阻滞(左、右束支及左束支分支传导阻滞)或室内阻滞。

(3)房室间传导途径异常预激综合征

按照心律失常发生时心率的快慢,可将其分为快速性心律失常与缓慢性心律失常两大类。

3.3.2 心律失常发生机制

心律失常的发生机制包括冲动形成的异常和(或)冲动传导的异常。

3.3.2.1 冲动形成的异常

窦房结、结间束、冠状窦口附近、房室结的远端和希氏束-普肯耶系统等处的心肌细胞均具有自律性。自主神经系统兴奋性改变或其内在病变,均可导致不适当的冲动发放。此外,原来无自律性的心肌细胞,如心房、心室肌细胞,亦可在病理状态下出现异常自律性,诸如心肌缺血、药物、电解质紊乱、儿茶酚胺增多等均可导致自律性异常

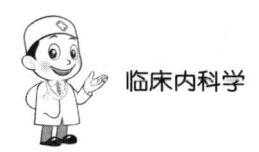

者是不够的,必须从预防着手,从源头上减少和延缓心力衰竭的发生。为此,2001 年美国 AHA/ACC 的成人慢性心力衰竭指南上提出了心力衰竭的分期的概念,在 2005 年更新版中仍然强调了这一概念:具体分期如下:

A 期:心力衰竭高危期,尚无器质性心脏(心肌)病或心力衰竭症状,如患者有高血压、心绞痛、代谢综合征,使用心肌毒性药物等,可发展为心脏病的高危因素。

B 期:已有器质性心脏病变,如左室肥厚,LVEF 降低,但无心力衰竭症状。

C 期:器质性心脏病,既往或目前有心力衰竭症状。

D 期:需要特殊干预治疗的难治性心力衰竭。

心力衰竭的分期对每一个患者而言只能是停留在某一期或向前进展而不可能逆转。如 B 期患者,心肌已有结构性异常,其进展可导致 3 种后果:患者在发生心衰症状前死亡;进入到 C 期,治疗可控制症状;进入 D 期,死于心力衰竭,而在整个过程中猝死可在任何时间发生。为此,只有在 A 期对各种高危因素进行有效的治疗,在 B 期进行有效干预,才能有效减少或延缓进入到有症状的临床心力衰竭。

3.2.4.2 心力衰竭的分级

NYHA 分级是按诱发心力衰竭症状的活动程度将心功能的受损状况分为四级。这一分级方案于 1928 年由美国纽约心脏病学会(NYHA)提出,临床上沿用至今。上述的心力衰竭分期不能取代这一分级而只是对它的补充。实际上 NYHA 分级是对 C 期和 D 期患者症状严重程度的分级。

Ⅰ级:患者患有心脏病,但日常活动量不受限制,一般活动不引起疲乏、心悸、呼吸困难或心绞痛。

Ⅱ级:心脏病患者的体力活动受到轻度的限制,休息时无自觉症状,但平时一般活动可出现疲乏、心悸、呼吸困难或心绞痛。

Ⅲ级:心脏病患者体力活动明显受限,小于平时一般活动即引起上述的症状。

Ⅳ级:心脏病患者不能从事任何体力活动。休息状态下也出现心衰的症状,体力活动后加重。

这种分级方案的优点是简便易行,为此,几十年以来仍为临床医生所习用。但其缺点是仅凭患者的主观陈述,有时症状与客观检查有很大差距,同时患者个体之间的差异也较大。

治疗不当如不恰当停用利尿药物或降血压药等。

原有心脏病变加重或并发其他疾病如冠心病发生心肌梗死,风湿性心瓣膜病出现风湿活动,合并甲状腺功能亢进或贫血等。

3.2.3 心力衰竭类型

3.2.3.1 左心衰、右心衰和全心衰

左心衰指左心室代偿功能不全而发生的心力衰竭,临床上较为常见,以肺循环瘀血为特征。单纯的右心衰竭主要见于肺源性心脏病及某些先天性心脏病,以体循环瘀血为主要表现。左心衰竭后肺动脉压力增高,使右心负荷加重,长时间后,右心衰竭也继之出现,即为全心衰。心肌炎心肌病患者左、右心同时受损,左、右心衰可同时出现。单纯二尖瓣狭窄引起的是一种特殊类型的心衰。它不涉及左室的收缩功能,而是直接因左心房压力升高而导致肺循环高压,有明显的肺瘀血和相继出现的右心功能不全。

3.2.3.2 急性和慢性心衰

急性心衰系因急性的严重心肌损害或突然加重的负荷,使心功能正常或处于代偿期的心脏在短时间内发生衰竭或使慢性心衰急剧恶化。临床上以急性左心衰常见,表现为急性肺水肿或心源性休克。慢性心衰有一个缓慢的发展过程,一般均有代偿性心脏扩大或肥厚及其他代偿机制参与。

3.2.3.3 收缩性和舒张性心衰

心脏以其收缩射血为主要功能。收缩功能障碍,心排血量下降并有阻性充血的表现即为收缩性心力衰竭,也是临床上所常见的心衰。心脏正常的舒张功能是为了保证收缩期的有效泵血。当心脏的收缩功能不全时常同时存在舒张功能障碍。单纯的舒张性(舒张期)心衰如前所述可见于高血压、冠心病的某一阶段,当收缩期射血功能尚未明显降低,而因舒张功能障碍而致左室充盈压增高导致肺的阻性充血。严重的舒张期心衰见于原发性限制型心肌病、原发性肥厚型心肌病等。

3.2.4 心衰的分期与分级

3.2.4.1 心力衰竭的分期

如前所述,心力衰竭是各种心脏结构性和功能性疾病所导致的,其病理生理过程不断进展的临床综合征。近年来,对心力衰竭的治疗已有很大的进步,但从整体上看死于心力衰竭的患者数目仍在逐步上升。这一方面是由于人口老龄化,另一部分原因是心血管疾病的治疗进步,特别是急性心肌梗死的抢救成功率提高,存活的患者增多。为了从整体上减少因心力衰竭而死亡的患者,仅仅针对已发生心力衰竭临床表现的患

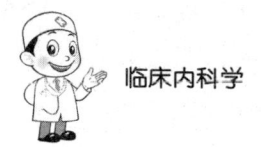

脏的泵血功能障碍,也就是心肌的舒缩功能不全。从病理生理的角度来看,心肌舒缩功能障碍大致上可分为由原发性心肌损害及由于心脏长期容量及(或)压力负荷过重,导致心肌功能由代偿最终发展为失代偿两大类:

(1)原发性心肌损害

①缺血性心肌损害:冠心病心肌缺血和(或)心肌梗死是引起心力衰竭的最常见的原因之一。

②心肌炎和心肌病:各种类型的心肌炎及心肌病均可导致心力衰竭,以病毒性心肌炎及原发性扩张型心肌病最为常见。

③心肌代谢障碍性疾病:以糖尿病心肌病最为常见,其他如继发于甲状腺功能亢进或减低的心肌病,心肌淀粉样变性等。

(2)心脏负荷过重

①压力负荷(后负荷)过重:见于高血压、主动脉瓣狭窄、肺动脉高压、肺动脉瓣狭窄等左、右心室收缩期射血阻力增加的疾病。为克服增高的阻力,心室肌代偿性肥厚以保证射血量。持久的负荷过重,心肌必然发生结构和功能改变而终至失代偿,心脏排血量下降。

②容量负荷(前负荷)过重:见于以下两种情况:心脏瓣膜关闭不全,血液反流,如主动脉瓣关闭不全、二尖瓣关闭不全等;左、右心或动静脉分流性先天性心血管病如间隔缺损、动脉导管未闭等。此外,伴有全身血容量增多或循环血量增多的疾病如慢性贫血、甲状腺功能亢进症等,心脏的容量负荷也必然增加。容量负荷增加早期,心室腔代偿性扩大,心肌收缩功能尚能维持正常,但超过一定限度心肌结构和功能发生改变即出现失代偿表现。

3.2.2.2 诱因

有基础心脏病的患者,其心力衰竭症状往往由一些增加心脏负荷的因素所诱发。常见的诱发心力衰竭的原因有:

感染呼吸道感染是最常见,最重要的诱因。感染性心内膜炎作为心力衰竭的诱因也不少见,常因其发病隐袭而易漏诊。

心律失常心房颤动是器质性心脏病最常见的心律失常之一,也是诱发心力衰竭最重要的因素。其他各种类型的快速性心律失常以及严重的缓慢性心律失常均可诱发心力衰竭。

血容量增加如摄入钠盐过多,静脉输入液体过多、过快等。

过度体力劳累或情绪激动如妊娠后期及分娩过程,暴怒等。

肺、脑、肾等脏器及肢体的栓塞,酸碱和电解质平衡失调等。

3.1.3 心血管病的防治

对于病因比较明确的心血管病,消除病因,如消除梅毒感染、维生素 B, 缺乏和贫血,治疗甲状腺病,有效地防治慢性支气管炎,及时地控制急性链球菌感染和积极治疗风湿热等,将使相关的心脏疾病减少甚至不再出现。而目前危害最大,发病率最高的心血管疾病,高血压、冠心病并无明确的单一病因,而是有多种危险因素导致其发病且病情呈进展势态。有鉴于此,近年来提出了"心血管事件链"的概念。所谓"事件链",是由各种导致心血管疾病的危险因素产生各种器官损害,主要是动脉粥样硬化和左心室肥厚,然后导致冠心病、脑卒等事件,直至心力衰竭和死亡。而防治措施必须从事件链的源头开始,也就是对各种危险因素的早期综合干预,在事件链的各个阶段更要有针对性地积极防治,也就是说,从预防下一个阶段的角度,确立策略和方案,使防和治达到有机的统一。各种危险因素中除性别、年龄等不可改变的因素外大多是可以控制的,如肥胖、吸烟、高血压、血脂异常、糖代谢异常等。为此必须以改变不良生活方式为基础,综合干预各种危险因素,方可达到降低高血压、冠心病及其相关并发症的发生率和死亡率。

3.2 心力衰竭

3.2.1 概述

心力衰竭(heart failure)是各种心脏结构或功能性疾病导致心室充盈及(或)射血能力受损而引起的一组综合征。由于心室收缩功能下降射血功能受损,心排血量不能满足机体代谢的需要,器官、组织血液灌注不足,同时出现肺循环和(或)体循环瘀血,临床表现主要是呼吸困难和无力而致体力活动受限和水肿。某些情况下心肌收缩力尚可使射血功能维持正常,但由于心肌舒张功能障碍左心室充盈压异常增高,使肺静脉回流受阻,而导致肺循环瘀血。后者常见于冠心病和高血压心脏病心功能不全的早期或原发性肥厚型心肌病等,称之为舒张期心力衰竭。心功能不全或心功能障碍理论上是一个更广泛的概念,伴有临床症状的心功能不全称之为心力衰竭,而有心功能不全者,不一定全是心力衰竭。

3.2.2 病因

3.2.2.1 基本病因

几乎所有类型的心脏、大血管疾病均可引起心力衰竭(心衰)。心力衰竭反映心持久的动脉血压增高可影响心脏,导致高血压性心脏病(高心病);④肺源性心脏病(肺心病):为肺、肺血管或胸腔疾病引起肺循环阻力增高而导致的心脏病;⑤感染性心脏病:为病毒、细菌、真菌、立克次体、寄生虫等感染侵犯心脏而导致的心脏病;⑥内分泌病性心脏病:如甲状腺功能亢进性、甲状腺功能减退性心脏病等;⑦血液病性心脏病:如贫血性心脏病等;⑧营养代谢性心脏病:如维生素 B_1 缺乏性心脏病等;⑨心脏神经症:为自主(植物)神经功能失调引起的心血管功能紊乱;⑩其他:如药物或化学制剂中毒、结缔组织疾病、神经肌肉疾病、放射线、高原环境或其他物理因素所引起的心脏病,心脏肿瘤和原因不明的心肌病等。此外,某些遗传性疾病除常伴有先天性心脏血管结构缺损外,也可在后天发生心血管病变,如 Marfan 综合征伴发主动脉夹层等。

3.1.1.1.2 病理解剖分类

不同病因的心血管病可分别或同时引起心内膜、心肌、心包或大血管具有特征性的病理解剖变化,它们可反映不同病因的心血管病的特点:①心内膜病:如心内膜炎、纤维弹性组织增生,心瓣膜脱垂、黏液样变性、纤维化、钙化或撕裂等,导致瓣膜狭窄或关闭不全;②心肌病和(或)心律失常:如心肌炎症、变性、肥厚、缺血、坏死、纤维化(硬化)导致心脏扩大,心肌收缩力下降和(或)心律失常。此外尚有心脏破裂或损伤、乳头肌或腱索断裂、心室壁瘤等;③心包疾病:如心包炎症、积液、积血或积脓、缩窄、缺损等;④大血管疾病:如动脉粥样硬化、动脉瘤、中膜囊样变性、夹层分离、血管炎症、血栓形成、栓塞等;⑤各组织结构的先天性畸形。

3.1.2 心血管病的预后

大多数器质性心血管病预后较严重,但不同病种间预后不一,心功能不全常影响患者的劳动力,恶性心律失常可致猝死。常见的心脏病中,先心病多可经导管介入或手术纠治,预后较好,慢性肺心病多有严重呼吸系统病变预后差,其住院病死率最高。对风湿性心瓣膜病多数可通过经导管介入或外科手术治疗而使病变纠正或减轻;对冠心病进行严密的监护、给予重建心肌血供的有效治疗和康复措施,其预后较前改善。对心律失常、心力衰竭和休克等的治疗措施,近年来有明显改进,也使心血管病的预后有所好转。

心血管病的病程中常发生并发症使预后更为严重。并发症可发生在心血管本身,如风心病或先心病并发感染性心内膜炎,冠心病心肌梗死并发心室间隔穿孔、乳头肌功能失调或心室壁瘤,风心病二尖瓣狭窄、先心病间隔缺损或动脉导管未闭并发肺动脉高压等;并发症也可发生在心血管以外的其他部位,如呼吸道感染,心源性肝硬化,

3 循环系统疾病

3.1 循环系统概述

循环系统包括心脏、血管和血液循环的神经体液调节装置。其主要功能是为全身组织器官运输血液,通过血液将氧、营养物质和激素等供给组织,并将组织代谢废物运走,以保证人体正常新陈代谢的进行。心肌细胞和血管内皮细胞能分泌心钠肽和内皮素、内皮舒张因子等活性物质,说明循环系统也具有内分泌功能;心肌细胞所特有的受体和信号转导系统在调节心血管的功能方面有重要作用。循环系统疾病包括心脏和血管病,合称心血管病,是危害人民健康和影响社会劳动力的重要疾病。

3.1.1 心血管病的分类

心血管病的分类有其特殊性,它应包括病因、病理解剖和病理生理的分类。

3.1.1.1 病因分类

根据致病因素分为先天性和后天性两大类:

(1)先天性心血管病(先心病)

为心脏大血管在胎儿期中发育异常所致,病变可累及心脏各组织和大血管。

(2)后天性心血管病

为出生后心脏受到外来或机体内在因素作用而致病,有以下几种类型:①动脉粥样硬化:常累及主动脉、冠状动脉、脑动脉、肾动脉、周围动脉等。冠状动脉粥样硬化引起心肌血供障碍时,称冠状动脉粥样硬化性心脏病(冠心病)或缺血性心脏病;②风湿性心脏病(风心病):急性期引起心内膜、心肌和心包炎症,称为风湿性心脏炎;慢性期主要形成瓣膜狭窄和(或)关闭不全,称为风湿性心瓣膜病;③原发性高血压:显著而

（2）支气管扩张

慢性反复咳嗽、咳痰,多有大量脓痰,常反复咯血。轻者 X 线胸片无异常或仅见肺纹理增粗,典型者可见卷发样改变,CT 特别是高分辨 CT 能发现支气管腔扩大,可确诊。

（3）肺癌

肺癌多有长期吸烟史,表现为刺激性咳嗽,痰中带血、胸痛和消瘦等症状。胸部 X 线表现肺癌肿块常呈分叶状,有毛刺、切迹。癌组织坏死液化后,可以形成偏心厚壁空洞。多次痰脱落细胞和结核分枝杆菌检查和病灶活体组织检查是鉴别的重要方法。

（4）肺脓肿

多有高热、咳大量脓臭痰,胸片表现为带有液平面的空洞伴周围浓密的炎性阴影。血白细胞和中性粒细胞增高。

（5）纵隔和肺门疾病

原发型肺结核应与纵隔和肺门疾病相鉴别。小儿胸腺在婴幼儿时期多见,胸内甲状腺多发生于右上纵隔,淋巴系统肿瘤多位于中纵隔,多见于青年人,症状多,结核菌素试验可呈阴性或弱阳性。皮样囊肿和畸胎瘤多呈边缘清晰的囊状阴影,多发生于前纵隔。

（6）其他疾病

肺结核常有不同类型的发热,需与伤寒、败血症、白血病等发热性疾病鉴别。伤寒有高热、白细胞计数减少及肝脾大等临床表现,易与急性血行播散型肺结核混淆。但伤寒常呈稽留热,有相对缓脉、皮肤玫瑰疹,血、尿、便的培养检查和肥达试验可以确诊。败血症起病急,寒战及弛张热型,白细胞及中性粒细胞增多,常有近期感染史,血培养可发现致病菌。急性血行播散型肺结核有发热、肝脾大,偶见类白血病反应或单核细胞异常增多,需与白血病鉴别。后者多有明显出血倾向,骨髓涂片及动态 X 线胸片随访有助于诊断。

(1) 症状

呼吸系统症状：

①咳嗽咳痰：是肺结核最常见症状。咳嗽较轻，干咳或少量黏液痰。有空洞形成时，痰量增多，若合并其他细菌感染，痰可呈脓性。若合并支气管结核，表现为刺激性咳嗽。

②咯血：约 1/3～1/2 的患者有咯血。咯血量多少不定，多数患者为少量咯血，少数为大咯血。

③胸痛：结核累及胸膜时可表现胸痛，为胸膜性胸痛。随呼吸运动和咳嗽加重。

④呼吸困难：多见于干酪样肺炎和大量胸腔积液患者。

全身症状：

发热为最常见症状，多为长期午后潮热，即下午或傍晚开始升高，翌晨降至正常。部分患者有倦怠乏力、盗汗、食欲减退和体重减轻等。育龄女性患者可以有月经不调。

(2) 体征

多寡不一，取决于病变性质和范围。病变范围较小时，可以没有任何体征；渗出性病变范围较大或干酪样坏死时，则可以有肺实变体征，如触觉语颤增强、叩诊浊音、听诊闻及支气管呼吸音和细湿啰音。较大的空洞性病变听诊也可以闻及支气管呼吸音。当有较大范围的纤维条索形成时，气管向患侧移位，患侧胸廓塌陷、叩诊浊音、听诊呼吸音减弱并可闻及湿啰音。结核性胸膜炎时有胸腔积液体征：气管向健侧移位，患侧胸廓望诊饱满、触觉语颤减弱、叩诊实音、听诊呼吸音消失。支气管结核可有局限性哮鸣音。

少数患者可以有类似风湿热样表现，称为结核性风湿症，多见于青少年女性。常累及四肢大关节。在受累关节附近可见结节性红斑或环形红斑，间歇出现。

2.7.3 鉴别诊断

主要与继发型肺结核鉴别。各种肺炎因病原体不同而临床特点各异，但大都起病急伴有发热、咳嗽、咳痰明显。胸片表现密度较淡且较均匀的片状或斑片状阴影，抗菌治疗后体温迅速下降，1～2 周左右阴影有明显吸收。

(1) 慢性阻塞性肺疾病

多表现为慢性咳嗽、咳痰，少有咯血。冬季多发，急性加重期可以有发热。肺功能检查为阻塞性通气功能障碍，胸部影像学检查有助于鉴别诊断。

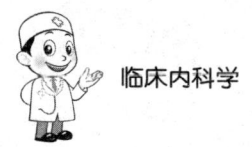

可选用耐β-内酰胺酶的青霉素或头孢菌素。如为耐甲氧西林的葡萄球菌,应选用万古霉素或替考拉宁。如为阿米巴原虫感染,则用甲硝唑治疗。如为革兰阴性杆菌,则可选用第二代或第三代头孢菌素、氟喹诺酮类,可联用氨基糖苷类抗菌药物。抗菌药物疗程8~12周,直至X线胸片脓腔和炎症消失,或仅有少量的残留纤维化。

(2)脓液引流

脓液引流是提高疗效的有效措施。痰黏稠不易咳出者可用祛痰药或雾化吸入生理盐水、祛痰药或支气管舒张剂以利痰液引流。身体状况较好者可采取体位引流排痰,引流的体位应使脓肿处于最高位,每日2~3次,每次10~15分钟。经纤维支气管镜冲洗及吸引也是引流的有效方法。

(3)手术治疗

适应证为:①肺脓肿病程超过3个月,经内科治疗脓腔不缩小,或脓腔过大(5cm以上)估计不易闭合者;②大咯血经内科治疗无效或危及生命;③伴有支气管胸膜瘘或脓胸经抽吸、引流和冲洗疗效不佳者;④支气管阻塞限制了气道引流,如肺癌。对病情重不能耐受手术者,可经胸壁插入导管到脓腔进行引流。术前应评价患者一般情况和肺功能。

2.6.2.5 预防

要重视口腔、上呼吸道慢性感染病灶如龋齿、化脓性扁桃体炎、鼻窦炎、牙龈脓肿等的治疗。口腔和胸腹手术前应注意保持口腔清洁,手术中注意清除口腔和上呼吸道血块和分泌物,鼓励患者咳嗽,及时取出呼吸道异物,保持呼吸道引流通畅。昏迷患者更要注意口腔清洁,合并肺炎应及时使用抗菌药物治疗。

2.7 肺结核

2.7.1 概述

结核病是由结核分枝杆菌引起的慢性传染病,可侵及许多脏器,以肺部结核感染最为常见。排菌者为其重要的传染源。人体感染结核菌后不一定发病,当抵抗力降低或细胞介导的变态反应增高时,才可能引起临床发病。若能及时诊断,并予合理治疗,大多可获临床痊愈。

2.7.2 临床表现

各型肺结核的临床表现不尽相同,但有共同之处。

收或仅剩少量纤维瘢痕。如急性肺脓肿治疗不彻底,或支气管引流不畅,导致大量坏死组织残留脓腔,炎症迁延3个月以上则称为慢性肺脓肿。脓腔壁成纤维细胞增生,肉芽组织使脓腔壁增厚,并可累及周围细支气管,致其变形或扩张。

2.6.2.3 临床表现

(1) 症状

吸入性肺脓肿患者多有齿、口、咽喉的感染灶,或手术、醉酒、劳累、受凉和脑血管病等病史。急性起病,畏寒、高热,体温达39~40℃,伴有咳嗽、咳黏液痰或黏液脓性痰。炎症累及壁层胸膜可引起胸痛,且与呼吸有关。病变范围大时可出现气促。此外还有精神不振、全身乏力、食欲减退等全身中毒症状。如感染不能及时控制,可于发病的10~14天,突然咳出大量脓臭痰及坏死组织,每日可达300~500ml,静置后可分成3层。约有1/3患者有不同程度的咯血,偶有中、大量咯血而突然窒息死亡。一般在咳出大量脓痰后,体温明显下降,全身毒性症状随之减轻,数周内一般情况逐渐恢复正常。肺脓肿破溃到胸膜腔,可出现突发性胸痛、气急,出现脓气胸。部分患者缓慢发病,仅有一般的呼吸道感染症状。血源性肺脓肿多先有原发病灶引起的畏寒、高热等全身脓毒症的表现。经数日或数周后才出现咳嗽、咳痰,痰量不多,极少咯血。慢性肺脓肿患者常有咳嗽、咳脓痰、反复发热和咯血,持续数周到数月。可有贫血、消瘦等慢性中毒症状。

(2) 体征

肺部体征与肺脓肿的大小和部位有关。初起时肺部可无阳性体征,或患侧可闻及湿啰音;病变继续发展,可出现肺实变体征,可闻及支气管呼吸音;肺脓腔增大时,可出现空瓮音;病变累及胸膜可闻及胸膜摩擦音或呈现胸腔积液体征。血源性肺脓肿大多无阳性体征。慢性肺脓肿常有杵状指(趾)。

2.6.2.4 治疗

治疗原则是抗菌药物治疗和脓液引流。

(1) 抗菌药物治疗

吸入性肺脓肿多为厌氧菌感染,一般均对青霉素敏感,仅脆弱拟杆菌对青霉素不敏感,但对林可霉素、克林霉素和甲硝唑敏感。可根据病情严重程度决定青霉素剂量,轻度者120万~240万U/d,病情严重者可用1000万U/d分次静脉滴注,以提高坏死组织中的药物浓度。体温一般在治疗3~10天内降至正常,然后可改为肌注。如青霉素疗效不佳,可用林可霉素1.8~3.0g/d分次静脉滴注,或克林霉素0.6~1.8g/d,或甲硝唑0.4g,每日3次口服或静脉滴注。血源性肺脓肿多为葡萄球菌和链球菌感染,

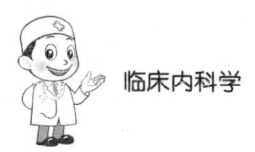

肺炎的抗菌药物治疗应尽早进行,一旦怀疑为肺炎即马上给予首剂抗菌药物。病情稳定后可从静脉途径转为口服治疗。肺炎抗菌药物疗程至少5天,大多数患者需要7~10天或更长疗程,如体温正常48~72小时,无肺炎任何一项临床不稳定征象可停用抗菌药物。肺炎临床稳定标准为:①T≤37.8℃;②心率≤100次/分;③呼吸频率≤24次/分;④血压:收缩压≥90mmHg;⑤呼吸室内空气条件下动脉血氧饱和度≥90%或PaO_2≥60mmHg;⑥能够口服进食;⑦精神状态正常。抗菌药物治疗后48~72小时应对病情进行评价,治疗有效表现体温下降、症状改善、临床状态稳定、白细胞逐渐降低或恢复正常,而X线胸片病灶吸收较迟。如72小时后症状无改善,其原因可能有:①药物未能覆盖致病菌或细菌耐药;②特殊病原体感染如结核分枝杆菌、真菌、病毒等;③出现并发症或存在影响疗效的宿主因素(如免疫抑制);④非感染性疾病误诊为肺炎;⑤药物热。需仔细分析,做必要的检查,进行相应处理。

2.6.1.4 预防

加强体育锻炼,增强体质。减少危险因素如吸烟、酗酒。年龄大于65岁者可注射流感疫苗。对年龄大于65岁或不足65岁,但有心血管、肺疾病、糖尿病、酗酒、肝硬化和免疫抑制者(如HIV感染、肾功能衰竭、器官移植受者等)可注射肺炎疫苗。

2.6.2 肺脓肿

肺脓肿(lungabscess)是肺组织坏死形成的脓腔。临床特征为高热、咳嗽和咳大量脓臭痰。胸部X线显示一个或多发的含气液平的空洞,如多个直径小于2cm的空洞则称为坏死性肺炎。本病男多于女。自抗菌药物广泛使用以来,发病率已明显降低。

2.6.2.1 病因和发病机制

病原体常为上呼吸道、口腔的定植菌,包括需氧、厌氧和兼性厌氧菌。90%肺脓肿患者合并有厌氧菌感染,毒力较强的厌氧菌在部分患者可单独致病。常见的其他病原体包括金黄色葡萄球菌、化脓性链球菌、肺炎克雷白杆菌和铜绿假单胞菌。大肠埃希菌和流感嗜血杆菌也可引起坏死性肺炎。

2.6.2.2 病理

感染物阻塞细支气管,小血管炎性栓塞,致病菌繁殖引起肺组织化脓性炎症、坏死,形成肺脓肿,继而坏死组织液化破溃到支气管,脓液部分排出,形成有气液平的脓腔,空洞壁表面常见残留坏死组织。病变有向周围扩展的倾向,甚至超越叶间裂波及邻接的肺段。若脓肿靠近胸膜,可发生局限性纤维蛋白性胸膜炎,发生胸膜粘连;如为张力性脓肿,破溃到胸膜腔,则可形成脓胸、脓气胸或支气管胸膜瘘。肺脓肿可完全吸道的定植菌(胃食管反流)和通过人工气道吸入环境中的致病菌引起。病原体直接抵达下呼吸道后,滋生繁殖,引起肺泡毛细血管充血、水肿,肺泡内纤维蛋白渗出及细胞浸润。除了金黄色葡萄球菌、铜绿假单胞菌和肺炎克雷白杆菌等可引起肺组织的坏死性病变易形成空洞外,肺炎治愈后多不遗留瘢痕,肺的结构与功能均可恢复。

2.6.1.2 临床表现

细菌性肺炎的症状变化较大,可轻可重,决定于病原体和宿主的状态。常见症状为咳嗽、咳痰,或原有呼吸道症状加重,并出现脓性痰或血痰,伴或不伴胸痛。肺炎病变范围大者可有呼吸困难,呼吸窘迫。大多数患者有发热。早期肺部体征无明显异常,重症者可有呼吸频率增快,鼻翼扇动,发绀。肺实变时有典型的体征,如叩诊浊音、语颤增强和支气管呼吸音等,也可闻及湿性啰音。并发胸腔积液者,患侧胸部叩诊浊音,语颤减弱,呼吸音减弱。

2.6.1.3 治疗

抗感染治疗是肺炎治疗的最主要环节。细菌性肺炎的治疗包括经验性治疗和针对病原体治疗。前者主要根据本地区、本单位的肺炎病原体流行病学资料,选择可能覆盖病原体的抗菌药物;后者则根据呼吸道或肺组织标本的培养和药物敏感试验结果,选择体外试验敏感的抗菌药物。此外,还应该根据患者的年龄、有无基础疾病、是否有误吸、住普通病房或是重症监护病房、住院时间长短和肺炎的严重程度等,选择抗菌药物和给药途径。

青壮年和无基础疾病的社区获得性肺炎患者,常用青霉素类、第一代头孢菌素等,由于我国肺炎链球菌对大环内酯类抗菌药物耐药率高,故对该菌所致的肺炎不单独使用大环内酯类抗菌药物治疗,对耐药肺炎链球菌可使用对呼吸系感染有特效的氟喹诺酮类(莫西沙星、吉米沙星和左氧氟沙星)。

老年人,有基础疾病或需要住院的社区获得性肺炎,常用氟喹诺酮类。第二、三代头孢菌素、β-内酰胺类/β-内酰胺酶抑制剂或厄他培南,可联合大环内酯类。医院获得性肺炎常用第二、三代头孢菌素、β-内酰胺类/β-内酰胺酶抑制剂、氟喹诺酮类或碳青霉烯类。重症肺炎的治疗首先应选择广谱的强力抗菌药物,并应足量、联合用药。因为初始经验性治疗不足或不合理,或而后根据病原学结果调整抗菌药物,其病死率均明显高于初始治疗正确者。重症社区获得性肺炎常用β-内酰胺类联合大环内酯类或氟喹诺酮类;青霉素过敏者用氟喹诺酮类和氨曲南。医院获得性肺炎可用氟喹诺酮类或氨基糖苷类联合抗假单胞菌的β-内酰胺类、广谱青霉素/β-内酰胺酶抑制剂、碳青霉烯类的任何一种,必要时可联合万古霉素、替考拉宁或利奈唑胺。

或局部支气管造影,可明确出血、扩张或阻塞的部位。还可经纤支镜进行局部灌洗,采取灌洗液标本进行涂片、细菌学和细胞学检查,进一步协助诊断和指导治疗。

2.5.5 治疗

2.5.5.1 治疗基础疾病

对活动性肺结核伴支气管扩张应积极抗结核治疗,低免疫球蛋白血症可用免疫球蛋白替代治疗。

2.5.5.2 外科治疗

如果支气管扩张为局限性,且经充分的内科治疗仍顽固反复发作者,可考虑外科手术切除病变肺组织。如果大出血来自于增生的支气管动脉、经休息和抗生素等保守治疗不能缓解反复大咯血时,病变局限者可考虑外科手术,否则采用支气管动脉栓塞术治疗。对于那些尽管采取了所有治疗仍致残的病例,合适者可考虑肺移植。

2.5.6 预后

取决于支气管扩张的范围和有无并发症。支气管扩张范围局限者,积极治疗可很少影响生命质量和寿命。支气管扩张范围广泛者易损害肺功能,甚至发展至呼吸衰竭,引起死亡。大咯血也可严重影响预后。

2.6 肺部感染性疾病

2.6.1 肺炎

指终末气道、肺泡和肺间质的炎症,可由病原微生物、理化因素、免疫损伤、过敏及药物所致。细菌性肺炎是最常见的肺炎,也是最常见的感染性疾病之一。在抗菌药物应用以前,细菌性肺炎对儿童及老年人的健康威胁极大,抗菌药物的出现及发展曾一度使肺炎病死率明显下降。但近年来,尽管应用强力的抗菌药物和有效的疫苗,肺炎总的病死率不再降低,甚至有所上升。

2.6.1.1 病因、发病机制和病理

正常的呼吸道免疫防御机制(支气管内黏液-纤毛运载系统、肺泡巨噬细胞等细胞防御的完整性等)使气管隆凸以下的呼吸道保持无菌。是否发生肺炎决定于两个因素:病原体和宿主因素。如果病原体数量多,毒力强和(或)宿主呼吸道局部和全身免疫防御系统损害,即可发生肺炎。病原体可通过下列途径引起肺炎:①空气吸入;②血行播散;③邻近感染部位蔓延;④上呼吸道定植菌的误吸。肺炎还可通过误吸胃肠

2.5 支气管扩张症

2.5.1 概述

支气管扩张症(bronchiectasis)多见于儿童和青年。大多继发于急、慢性呼吸道感染和支气管阻塞后,反复发生支气管炎症,致使支气管壁结构破坏,引起支气管异常和持久性扩张。

2.5.2 病因和发病机制

支气管扩张的主要病因是支气管-肺组织感染和支气管阻塞。两者相互影响,促使支气管扩张的发生和发展。支气管扩张也可能是先天发育障碍及遗传因素引起,但较少见。另有约30%支气管扩张患者病因未明,但通常弥漫性的支气管扩张发生于存在遗传、免疫或解剖缺陷的患者,如囊性纤维化、纤毛运动障碍和严重的a1-抗胰蛋白酶缺乏。

2.5.3 临床表现

2.5.3.1 症状

(1)慢性咳嗽、大量脓痰

与体位改变有关,这是由于支气管扩张部位分泌物积储,改变体位时分泌物刺激支气管黏膜引起咳嗽和排痰。引起感染的常见病原体为铜绿假单胞菌、金黄色葡萄球菌、流感嗜血杆菌、肺炎链球菌和卡他莫拉菌。

(2)反复咯血

50%~70%的患者有程度不等的咯血,从痰中带血至大量咯血,咯血量与病情严重程度、病变范围有时不一致。部分患者以反复咯血为唯一症状,其病变多位于引流良好的上叶支气管。

2.5.3.2 体征

早期或干性支气管扩张可无异常肺部体征,病变重或继发感染时常可闻及下胸部、背部固定而持久的局限性粗湿啰音,有时可闻及哮鸣音,部分慢性患者伴有杵状指(趾)。出现肺气肿、肺心病等并发症时有相应体征。

2.5.4 诊断

根据反复咳浓痰、咯血的病史和既往有诱发支气管扩张的呼吸道感染病史,HRCT显示支气管扩张的异常影像学改变,即可明确诊断为支气管扩张。纤支镜检查入一周以上方能生效。根据哮喘病情,吸入剂量(BDP或等效量其他皮质激素)在轻度持续者一般200~500μg/d,中度持续者一般500~1000μg/d,重度持续者一般>1000μg/d(不宜超过2000μg/d)(氟替卡松剂量减半)。吸入治疗药物全身性不良反应少,少数患者可引起口咽念珠菌感染、声音嘶哑或呼吸道不适,吸药后用清水漱口可减轻局部反应和胃肠吸收。长期使用较大剂量(>1000μg/d)者应注意预防全身性不良反应,如肾上腺皮质功能抑制、骨质疏松等。

②LT调节剂:常用半胱氨酰LT受体拮抗剂,如孟鲁司特(montelukast)10mg、每天1次。或扎鲁司特(zafirlukast)20mg、每日2次,不良反应通常较轻微,主要是胃肠道症状,少数有皮疹、血管性水肿、转氨酶升高,停药后可恢复正常。

③其他药物:酮替酚(ketotifen)和新一代组胺H_1受体拮抗剂阿司咪唑、曲尼斯特、氯雷他定在轻症哮喘和季节性哮喘有一定效果,也可与$β_2$受体激动剂联合用药。

(3)急性发作期的治疗

①轻度每日定时吸入糖皮质激素(200~500μgBDP);出现症状时吸入短效$β_2$受体激动剂,可间断吸入。效果不佳时可加用口服$β_2$受体激动剂控释片或小量茶碱控释片(200mg/d),或加用抗胆碱药如异丙托溴铵气雾剂吸入。

②中度吸入剂量一般为每日500~1000μgBDP;规则吸入$β_2$激动剂或联合抗胆碱药吸入或口服长效$β_2$受体激动剂。亦可加用口服LT拮抗剂,若不能缓解,可持续雾化吸入$β_2$受体激动剂(或联合用抗胆碱药吸入),或口服糖皮质激素(<60mg/d)。必要时可用氨茶碱静脉注射。

③重度至危重度持续雾化吸入$β_2$受体激动剂,或合并抗胆碱药;或静脉滴注氨茶碱或沙丁胺醇。加用口服LT拮抗剂。静脉滴注糖皮质激素如琥珀酸氢化可的松或甲泼尼龙或地塞米松(剂量见前)。待病情得到控制和缓解后(一般3~5天),改为口服给药。注意维持水、电解质平衡,纠正酸碱失衡,当pH值<7.20时,且合并代谢性酸中毒时,成适当补碱;可给予氧疗,如病情恶化缺氧不能纠正时,进行无创通气或插管机械通气。若并发气胸,在胸腔引流气体下仍可机械通气。此外应预防下呼吸道感染等。

2.4.8 预后

儿童哮喘通过积极而规范的治疗,临床控制率可达95%。轻症容易恢复;病情重,气道反应性增高明显,或伴有其他过敏性疾病不易控制。若长期发作而并发COPD、肺源性心脏病者,预后不良。

2.4.6 并发症

发作时可并发气胸、纵隔气肿、肺不张;长期反复发作和感染或并发慢支、肺气肿、支气管扩张、间质性肺炎、肺纤维化和肺源性心脏病。

2.4.7 治疗

治疗哮喘药物主要分为两类:

(1)缓解哮喘发作

此类药物主要作用为舒张支气管,故也称支气管舒张药。

①β_2肾上腺素受体激动剂(简称β_2激动剂):长效β_2受体激动剂有福莫特罗(formoterol)、沙美特罗(salmaterol)及丙卡特罗(procaterol),作用时间为10~12小时。长效β_2激动剂尚具有一定的抗气道炎症,增强黏液-纤毛运输功能的作用。用药方法可采用吸入,包括定量气雾剂(MDI)吸入、干粉吸入、持续雾化吸入等,也可采用口服或静脉注射。

②抗胆碱药:吸入抗胆碱药如异丙托溴铵,为胆碱能受体(M受体)拮抗剂,可以阻断节后迷走神经通路,降低迷走神经兴奋性而起舒张支气管作用,并有减少痰液分泌的作用。与β_2受体激动剂联合吸入有协同作用,尤其适用于夜间哮喘及多痰的患者。可用 MDI,每日3次,每次25~75μg或用100~150μg/ml的溶液持续雾化吸入。约10分钟起效,维持4~6小时。不良反应少,少数患者有口苦或口干感。

③茶碱类:茶碱与糖皮质激素合用具有协同作用。口服给药:包括氨茶碱和控(缓)释茶碱,后者且因其昼夜血药浓度平稳,不良反应较少,且可维持较好的治疗浓度,平喘作用可维持12~24小时,可用于控制夜间哮喘。一般剂量每日6~10mg/kg,用于轻-中度哮喘。静脉注射氨茶碱首次剂量为4~6mg/kg,注射速度不宜超过0.25mg/(kg2min),静脉滴注维持量为0.6~0.8mg/(kg2h)。日注射量一般不超过1.0g。静脉给药主要应用于重、危症哮喘。茶碱的主要副作用为胃肠道症状(恶心、呕吐)、心血管症状(心动过速、心律失常、血压下降)及尿多,偶可兴奋呼吸中枢,严重者可引起抽搐乃至死亡。

(2)控制或预防哮喘发作

此类药物主要治疗哮喘的气道炎症,亦称抗炎药。

①糖皮质激素:吸入治疗是目前推荐长期抗感染治疗哮喘的最常用方法。常用吸入药物有倍氯米松(beclomethasone,BDP)、布地奈德(budesonide)、氟替卡松(fluticasone)、莫米松(momethasone)等,后二者生物活性更强,作用更持久。通常需规律吸

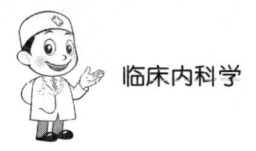

2.4.3 病理

肉眼可见肺膨胀及肺气肿,肺柔软疏松有弹性,支气管及细支气管内含有黏稠痰液及黏液栓。支气管壁增厚、黏膜肿胀充血形成皱襞,黏液栓塞局部可出现肺不张。显微镜下可见气道上皮下有肥大细胞、肺泡巨噬细胞、嗜酸性粒细胞、淋巴细胞与中性粒细胞浸润。气道黏膜下组织水肿,微血管通透性增加,支气管内分泌物潴留,支气管平滑肌痉挛,纤毛上皮细胞脱落,基底膜露出,杯状细胞增殖及支气管分泌物增加等病理改变。若哮喘长期反复发作,表现为支气管平滑肌肌层肥厚,气道上皮细胞下纤维化、基底膜增厚等,致气道重构和周围肺组织对气道的支持作用消失。

2.4.4 临床表现

2.4.4.1 症状

为发作性伴有哮鸣音的呼气性呼吸困难或发作性胸闷和咳嗽。严重者被迫采取坐位或呈端坐呼吸,干咳或咳大量白色泡沫痰,甚至出现发绀等,有时咳嗽可为唯一的症状(咳嗽变异型哮喘)。哮喘症状可在数分钟内发作,经数小时至数天,用支气管舒张药或自行缓解。某些患者在缓解数小时后可再次发作。在夜间及凌晨发作和加重常是哮喘的特征之一。有些青少年,其哮喘症状表现为运动时出现胸闷、咳嗽和呼吸困难(运动性哮喘)。

2.4.4.2 体征

发作时胸部呈过度充气状态,有广泛的哮鸣音,呼气音延长。但在轻度哮喘或非常严重哮喘发作,哮鸣音可不出现。心率增快、奇脉、胸腹反常运动和发绀常出现在严重哮喘患者中。非发作期体检可无异常。

2.4.5 诊断

反复发作喘息、气急、胸闷或咳嗽,多与接触变应原、冷空气、物理、化学性刺激、病毒性上呼吸道感染、运动等有关。

发作时在双肺可闻及散在或弥漫性,以呼气相为主的哮鸣音,呼气相延长。

上述症状可经治疗缓解或自行缓解。

除外其他疾病所引起的喘息、气急、胸闷和咳嗽。

临床表现不典型者(如无明显喘息或体征)应有下列三项中至少一项阳性:①支气管激发试验或运动试验阳性;②支气管舒张试验阳性;③昼夜 PEF 变异率≥20%。符合 1~4 条或 4、5 条者,可以诊断为支气管哮喘。

2.4.2.2 发病机制

(1)免疫-炎症机制

免疫系统在功能上分为体液(抗体)介导的和细胞介导的免疫,均参与哮喘的发病。

(2)抗原

通过抗原递呈细胞激活 T 细胞,活化的辅助性 T 细胞(主要是 Th2 细胞)产生白细胞介素(IL)-4、IL-5、IL-10 和 IL-13 等进一步激活 B 淋巴细胞,后者合成特异性 IgE,并结合于肥大细胞和嗜碱性粒细胞等细胞表面的 IgE 受体。炎症细胞在介质的作用下又可分泌多种介质,使气道病变加重,炎症浸润增加,产生哮喘的临床症状,这是一个典型的变态反应过程。

(3)活化的 Th

(主要是 Th2)细胞分泌的细胞因子,可以直接激活肥大细胞、嗜酸性粒细胞及肺泡巨噬细胞等多种炎症细胞,使之在气道浸润和聚集。这些细胞相互作用可以分泌出许多种炎症介质和细胞因子,构成了一个与炎症细胞相互作用的复杂网络,使气道收缩,黏液分泌增加,血管渗出增多。

(4)各种细胞因子及环境刺激因素

亦可直接作用于气道上皮细胞,后者分泌内皮素-1(ET-1)及基质金属蛋白酶(MMP)并活化各种生长因子,特别是转移生长因子-β(TGF-β)。以上因子共同作用于上皮下成纤维细胞和平滑肌细胞,使之增殖而引起气道重塑。

2.4.2.3 神经机制

神经因素也被认为是哮喘发病的重要环节。支气管受复杂的自主神经支配。除胆碱能神经、肾上腺素能神经外,还有非肾上腺素能非胆碱能(NANC)神经系统。支气管哮喘与 β-肾上腺素受体功能低下和迷走神经张力亢进有关,并可能存在有 α-肾上腺素能神经的反应性增加。NANC 能释放舒张支气管平滑肌的神经介质如血管活性肠肽(VIP)、一氧化氮(NO),及收缩支气管平滑肌的介质如 P 物质、神经激肽,两者平衡失调,则可引起支气管平滑肌收缩。

2.4.2.4 气道高反应性(airway hyper responsiveness,AHR)

目前普遍认为气道炎症是导致气道高反应性的重要机制之一,当气道受到变应原或其他刺激后,由于多种炎症细胞、炎症介质和细胞因子的参与,气道上皮的损害和上皮下神经末梢的裸露等而导致气道高反应性。

⑤其他：晚期患者有体重下降、食欲减退等。

(2)体征

早期体征可无异常，随疾病进展出现以下体征：

①视诊：胸廓前后径增大，肋间隙增宽，剑突下胸骨下角增宽，称为桶状胸。部分患者呼吸变浅，频率增快，严重者可有缩唇呼吸等。

②触诊：双侧语颤减弱。

③叩诊：肺部过清音，心浊音界缩小，肺下界和肝浊音界下降。

④听诊：两肺呼吸音减弱，呼气延长，部分患者可闻及湿啰音和(或)干音。

2.3.2.4 预防

戒烟是预防COPD的重要措施，也是最简单易行的措施，在疾病的任何阶段戒烟都有益于防止COPD的发生和发展。控制职业和环境污染，减少有害气体或有害颗粒的吸入，可减轻气道和肺的异常炎症反应。积极防治婴幼儿和儿童期的呼吸系统感染，可能有助于减少COPD的发生。流感疫苗、肺炎链球菌疫苗、细菌溶解物、卡介菌多糖核酸等对防止COPD患者反复感染可能有益。加强体育锻炼、增强体质、提高机体免疫力，可帮助改善机体一般状况。

2.4 支气管哮喘

2.4.1 概述

支气管哮喘(简称哮喘)是由多种细胞和细胞组分参与的气道慢性炎症性疾病。这种慢性炎症与气道高反应性相关，通常出现广泛多变的可逆性气流受限，并引起反复发作性的喘息、气急、胸闷或咳嗽等症状，常在夜间和(或)清晨发作、加剧，多数患者可自行缓解或经治疗缓解。

2.4.2 病因和发病机制

2.4.2.1 病因

哮喘的病因还不十分清楚，患者个体过敏体质及外界环境的影响是发病的危险因素。哮喘与多基因遗传有关，同时受遗传因素和环境因素的双重影响。许多调查资料表明，哮喘患者亲属患病率高于群体患病率，并且亲缘关系越近，患病率越高；患者病情越严重，其亲属患病率也越高。目前，哮喘的相关基因尚未完全明确，但有研究表明存在有与气道高反应性、IgE调节和特应性反应相关的基因，这些基因在哮喘的发病中起着重要作用。

(2) 职业粉尘和化学物质

接触职业粉尘及化学物质,如烟雾、变应原、工业废气及室内空气污染等,浓度过高或时间过长时,均可能产生与吸烟类似的COPD。

(3) 空气污染

大气中的有害气体如二氧化硫、二氧化氮、氯气等可损伤气道黏膜上皮,使纤毛清除功能下降,黏液分泌增加,为细菌感染增加条件。

感染因素与慢性支气管炎类似,感染亦是COPD发生发展的重要因素之一。

(4) 蛋白酶-抗蛋白酶失衡

蛋白水解酶对组织有损伤、破坏作用;抗蛋白酶对弹性蛋白酶等多种蛋白酶具有抑制功能,其中α_1-抗胰蛋白酶($\alpha 1-AT$)是活性最强的一种。蛋白酶增多或抗蛋白酶不足均可导致组织结构破坏产生肺气肿。

(5) 氧化应激

有许多研究表明COPD患者的氧化应激增加。氧化物主要有超氧阴离子、羟根、次氯酸和一氧化氮等。氧化物可直接作用并破坏许多生化大分子如蛋白质、脂质和核酸等,导致细胞功能障碍或细胞死亡,还可以破坏细胞外基质,引起蛋白酶-抗蛋白酶失衡,促进炎症反应。

(6) 炎症机制

气道、肺实质及肺血管的慢性炎症是COPD的特征性改变,中性粒细胞、巨噬细胞、T淋巴细胞等炎症细胞均参与了COPD发病过程。中性粒细胞的活化和聚集是COPD炎症过程的一个重要环节,通过释放中性粒细胞弹性蛋白酶、中性粒细胞组织蛋白酶G、中性粒细胞蛋白酶3和基质金属蛋白酶引起慢性黏液高分泌状态并破坏肺实质。

2.3.2.3 临床表现

(1) 症状

起病缓慢、病程较长。主要症状:

①慢性咳嗽:随病程发展可终身不愈。常晨间咳嗽明显,夜间有阵咳或排痰。

②咳痰:一般为白色黏液或浆液性泡沫性痰,偶可带血丝,清晨排痰较多。急性发作期痰量增多,可有脓性痰。

③气短或呼吸困难:早期在劳力时出现,后逐渐加重,以致在日常活动甚至休息时也感到气短,是COPD的标志性症状。

④喘息和胸闷:部分患者特别是重度患者或急性加重时出现喘息。

支气管扩张具有咳嗽、咳痰反复发作的特点,合并感染时大量脓痰,或有反复和多少不等的咯血史。肺部以湿啰音为主,多于一侧且固定在下肺。可有杵状指(趾)。X线检查常见下肺纹理粗乱呈卷发状。支气管造影或CT可以确诊。

2.3.1.4 治疗

(1)控制感染

根据病原菌药物敏感试验选用抗菌药物。常用的有青霉素、红霉素、氨基糖苷类、氟喹诺酮类、头孢菌素类等,轻者口服,重者用肌注或静脉滴注。

(2)祛痰、镇咳

常用药物有氯化氨铵合剂,溴已新。中成药止咳也有一定效果。对老年体弱多痰者或痰量较多者,应以祛痰为主,协助排痰,畅通呼吸道。应避免用强镇咳药,如可卡因等,以免抑制中枢加重呼吸道阻塞及炎症,导致病情恶化。

2.3.1.5 预防

加强锻炼,增强体质,提高免疫功能,避免各种诱发因素的接触和吸入。耐寒锻炼能预防感冒。

2.3.2 慢性阻塞性肺疾病

2.3.2.1 概述

慢性阻塞性肺疾病(chronic obstructive pulmonary disease,COPD)是一组气流受限为特征的肺部疾病,气流受限不完全可逆,呈进行性发展。COPD主要累及肺部,但也可以引起肺外各器官的损害。因肺功能进行性减退,严重影响患者的劳动力和生活质量。

2.3.2.2 病因与发病机制

确切的病因不清楚。但认为与肺部对香烟烟雾等有害气体或有害颗粒的异常炎症反应有关。这些反应存在个体易感因素和环境因素的互相作用。

(1)吸烟

为重要的发病因素,吸烟者慢性支气管炎的患病率比不吸烟者高2~8倍,烟龄越长,吸烟量越大,COPD患病率越高。烟草中含焦油、尼古丁和氢氰酸等化学物质,可损伤气道上皮细胞和纤毛运动,促使支气管黏液腺和杯状细胞增生肥大,黏液分泌增多,使气道净化能力下降。还可使氧自由基产生增多,诱导中性粒细胞释放蛋白酶,破坏肺弹力纤维,诱发肺气肿形成。

2.3 慢性支气管炎、慢性阻塞性肺疾病

2.3.1 慢性支气管炎

2.3.1.1 概述

慢性支气管炎(简称慢支)是指气管、支气管黏膜及其周围组织的慢性非特异性炎症。其病因多认为是大气污染、吸烟、感染过敏因素、自主神经功能失调等多种因素所致,但真正病因目前尚不明了。

2.3.1.2 临床表现

(1)症状

咳嗽、咳痰、以晨间及晚间睡前较重,咳白色黏液或浆液泡沫痰,伴细菌感染时,变为黏液脓性。晚期可并发喘息和气促,活动后明显。

(2)体征

早期多无体征。急性发作期可在背部及肺底闻及散在的干、湿性啰音,部位不固定。喘息型者可听到哮鸣音和呼气音延长。

(3)临床分型和分期

支气管发生病变,杳无气道阻塞等并发症时,称慢性支气管炎;如在小气道发生病变,称小气道疾患;如合并不可逆性气道阻塞,则称为慢性阻塞性肺病(COPD)。其分型分为单纯型和喘息型两种。单纯型主要表现为咳嗽,咳痰,喘息型除咳嗽、咳痰外尚有喘息,伴有哮鸣音,喘鸣在阵咳时加剧,睡眠时明显。COPD 分期按病情进展分为三期。分别是急性发作期、慢性迁延期、临床缓解期。急性发作期指在 1 周内出现脓性或黏液脓性痰或伴发热,或"咳""痰""喘"等症状任何一项明显加剧。慢性迁延期指有不同程度的"咳""痰""喘"症状迁延 1 个月以上。临床缓解期经治疗症状基本消失或偶有轻微咳嗽、咳少量痰液,保持 2 个月以上。

2.3.1.3 诊断和鉴别诊断

根据咳嗽,咳痰或伴喘息,每年发病持续 3 个月,连续两年或以上,并排除其他心、肺疾患时,可做出诊断。如每年发作持续不足 3 个月,而有明确的客观检查依据(如 X 线,呼吸功能等)亦可诊断。本病需与下列疾病鉴别:

支气管哮喘常于青少年突然起病,以发作性哮喘为特征。喘息型慢支多见于中老年,以咳嗽、咳痰伴发喘息为主要症状。典型病例不难鉴别,哮喘并发慢支和(或)肺气肿时,不须鉴别,可诊断 COPD。

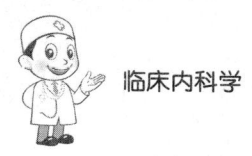

脓痰提示多重细菌感染。有些患者有烧灼样胸骨后痛,咳嗽时加重。在无并发症的严重病例,发热38.3~38.8℃可持续3~5天。随后急性症状消失。持续发热提示合并肺炎。可发生继发于气道阻塞的呼吸困难。并发症的急性支气管炎几乎无肺部体征。可能闻及散在的高音调或低音调干啰音,偶然在肺底部闻及捻发音或湿啰音。尤其在咳嗽后,常可闻及哮鸣音,持续存在的胸部局部体征提示支气管肺炎的发生。严重并发症通常仅见于有基础慢性呼吸道疾病的患者。这些患者的急性支气管炎可致严重的血气异常。

2.2.2.4 检查

胸部X线检查,肺纹理增粗或正常,偶有肺门阴影增浓。

血液生化检查,周围血白细胞总数正常或偏低,由细菌引起或合并细菌感染时白细胞总数升高,中性粒细胞增多。

2.2.2.5 诊断

通常根据症状和体征做出诊断,但如果病情严重或迁延,有指征作胸部X线检查以排除其他疾病或并发症。当存在严重的基础慢性呼吸道疾病时,应监测动脉血气分析。对抗生素治疗无效或有特殊情况(如免疫抑制)的患者,应作痰革兰氏染色和培养,以明确致病菌。

(1)对症治疗

咳嗽无痰或少痰,可用右美沙芬、喷托维林(咳必清)镇咳。咳嗽有痰而不易咳出,可选用盐酸氨溴索、溴己新(必嗽平),桃金娘油提取物化痰,也可雾化帮助祛痰。较为常用的为兼顾止咳和化痰的棕色合剂,也可选用中成药止咳祛痰。发生支气管痉挛时,可用平喘药如茶碱类、β_2受体激动剂等。发热可用解热镇痛药对症处理。

(2)抗菌药物治疗

有细菌感染证据时应及时使用。可以首选新大环内酯类、青霉素类,亦可选用头孢菌素类或喹诺酮类等药物。多数患者口服抗菌药物即可,症状较重者可经肌内注射或静脉滴注给药,少数患者需要根据病原体培养结果指导用药。

(3)一般治疗

多休息,多饮水,避免劳累。

代头孢菌素、大环内酯类或喹诺酮类。极少需要根据病原菌选用敏感的抗菌药物。

(3) 抗病毒药物治疗

由于目前有滥用药物造成流感病毒耐药现象,所以如无发热,免疫功能异常,发病超过2天的现象一般无须服用药物。对于免疫缺陷患者,可早期常规使用。利巴韦林和奥司他韦有较广的抗病毒谱,对流感病毒、副流感病毒和呼吸道合胞病毒等有较强的抑制作用,可缩短病程。

(4) 中药治疗

具有清热解毒和抗病毒作用的中药亦可选用,有助于改善症状,缩短病程。

2.2.1.8 预防

重在预防,隔离传染源有助于避免传染。加强锻炼、增强体质、生活饮食规律、改善营养。避免受凉和过度劳累,有助于降低易感性,是预防上呼吸道感染最好的方法。年老体弱易感者应注意防护,上呼吸道感染流行时应戴口罩,避免在人多的公共场合出入。

2.2.2 急性支气管炎

2.2.2.1 概述

急性支气管炎是病毒或细菌等病原体感染所致的支气管黏膜炎症。是常见病、多发病,往往继发于上呼吸道感染之后,也常为肺炎的早期表现。本病多同时累及气管、支气管。临床以咳嗽伴(或不伴)有支气管分泌物增多为特征。

2.2.2.2 病因

感染,引起本病的病毒有腺病毒、流感病毒、呼吸道合胞病毒、副流感病毒;细菌有流感嗜血杆菌、肺炎链球菌、链球菌、葡萄球菌等。病毒和细菌可以直接感染气管-支气管,也可先侵犯上呼吸道,继而引起本病。

物理、化学刺激,吸入冷空气、粉尘、刺激性气体或烟雾等可以引起气管-支气管黏膜的急性炎症。

变态反应,引起气管和支气管变态反应的常见变应原包括花粉、有机粉尘、细菌蛋白质、真菌孢子以及在肺内移行的钩虫、蛔虫的幼虫。

2.2.2.3 临床表现

急性感染性支气管炎往往先有急性上呼吸道感染的症状:鼻塞、不适、寒战、低热、背部和肌肉疼痛以及咽喉痛。剧烈咳嗽的出现是支气管炎出现的信号。开始时干咳无痰,但几小时或几天后出现少量黏痰,稍后出现较多的黏液或黏液脓性痰。明显的

2.2.1.5 并发症

少数患者可并发急性鼻窦炎、中耳炎、气管－支气管炎。以咽炎为表现的上呼吸道感染,部分患者可继发溶血性链球菌引起的风湿热、肾小球肾炎等,少数患者可并发病毒性心肌炎,应予警惕。

2.2.1.6 诊断与鉴别诊断

根据鼻咽部的症状和体征,结合周围血象和阴性胸部 X 线检查可做出临床诊断。一般无须病因诊断,特殊情况下可进行细菌培养和病毒分离,或病毒血清学检查等确定病原体,但须与初期表现为感冒样症状的其他疾病鉴别。

(1)过敏性鼻炎

起病急骤,常表现为鼻黏膜充血和分泌物增多,伴有突发的连续喷嚏、鼻痒、鼻塞、大量清涕,无发热,咳嗽较少。多由过敏因素如螨虫、灰尘、动物毛皮、低温等刺激引起。如脱离过敏源,数分钟至 1～2 小时内症状即消失。检查可见鼻黏膜苍白、水肿,鼻分泌物涂片可见嗜酸性粒细胞增多,皮肤针刺过敏试验可明确过敏源。

(2)流行性感冒

为流感病毒引起,时有小规模流行,病毒发生变异时可大规模暴发。起病急,鼻咽部症状较轻,但全身症状较重,伴高热、全身酸痛和眼结膜炎症状。取患者鼻洗液中黏膜上皮细胞涂片,免疫荧光标记的流感病毒免疫血清染色,置荧光显微镜下检查,有助于诊断。近来已有快速血清 PCR 方法检查病毒,可供鉴别。

(3)急性气管,支气管炎

表现为咳嗽咳痰,鼻部症状较轻,血白细胞可升高,X 线胸片常可见肺纹理增强。

(4)急性传染病前驱症状

很多病毒感染性疾病前期表现类似,如麻疹、脊髓灰质炎、脑炎、肝炎、心肌炎等病。患病初期可有鼻塞、头痛等类似症状,应予重视。如果在上呼吸道症状一周内,呼吸道症状减轻但出现新的症状,需进行必要的实验室检查,以免误诊。

2.2.1.7 治疗

(1)对症治疗

对有急性咳嗽、鼻后滴漏和咽干的患者应给予伪麻黄碱治疗以减轻鼻部充血,亦可局部滴鼻应用。必要时适当加用解热镇痛类药物。

(2)抗菌药物治疗

目前已明确普通感冒无须使用抗菌药物。除非有白细胞升高、咽部脓痰、咳黄痰和流鼻涕等细菌感染证据,可根据当地流行病学史和经验用药,可选口服青霉素、第一病,使上呼吸道黏膜血管充血和分泌物增多,伴单核细胞浸润,浆液性及黏液性炎性渗出。继发细菌感染者可有中性粒细胞浸润及脓性分泌物。

2.2.1.4 临床表现

临床表现有以下类型:

(1)普通感冒

为病毒感染引起,俗称"伤风",又称急性鼻炎或上呼吸道卡他。起病较急,主要表现为鼻部症状,如喷嚏、鼻塞、流清水样鼻涕,也可表现为咳嗽、咽干、咽痒或烧灼感甚至鼻后滴漏感。咽干、咳嗽和鼻后滴漏与病毒诱发的炎症介质导致的上呼吸道传入神经高敏状态有关。2~3天后鼻涕变稠,可伴咽痛、头痛、流泪、味觉迟钝、呼吸不畅、声嘶等,有时由于咽鼓管炎致听力减退。严重者有发热、轻度畏寒和头痛等。体检可见鼻腔黏膜充血、水肿、有分泌物,咽部可为轻度充血。一般经5~7天痊愈,伴并发症者可致病程迁延。

(2)急性病毒性咽炎和喉炎

由鼻病毒、腺病毒、流感病毒、副流感病毒以及肠病毒、呼吸道合胞病毒等引起。临床表现为咽痒和灼热感,咽痛不明显。咳嗽少见。急性喉炎多为流感病毒、副流感病毒及腺病毒等引起,临床表现为明显声嘶、讲话困难、可有发热、咽痛或咳嗽,咳嗽时咽喉疼痛加重。体检可见喉部充血、水肿,局部淋巴结轻度肿大和触痛,有时可闻及喉部的喘息声。

(3)急性疱疹性咽峡炎

多由柯萨奇病毒A引起,表现为明显咽痛、发热,病程约为一周。查体可见咽部充血,软腭、腭垂、咽及扁桃体表面有灰白色疱疹及浅表溃疡,周围伴红晕。多发于夏季,多见于儿童,偶见于成人。

(4)急性咽结膜炎

主要由腺病毒、柯萨奇病毒等引起。表现为发热、咽痛、畏光、流泪、咽及结膜明显充血。病程4~6天,多发于夏季,由游泳传播,儿童多见。

(5)急性咽扁桃体炎

病原体多为溶血性链球菌,其次为流感嗜血杆菌、肺炎链球菌、葡萄球菌等。起病急,咽痛明显、伴发热、畏寒,体温可达39℃以上。查体可发现咽部明显充血,扁桃体肿大、充血,表面有黄色脓性分泌物。有时伴有颌下淋巴结肿大、压痛,而肺部查体无异常体征。

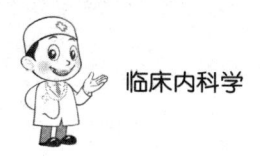

支架的软骨和连接软骨的韧带及肌肉共同构成。喉腔黏膜下层结缔组织比较疏松,急性发炎时易引起水肿,造成呼吸困难,甚至窒息,可危及生命。

气管及支气管:气管位于颈前正中,食管之前,上与喉的环状软骨(称作"会厌软骨")相连,向下进入胸腔,在平胸骨角的高度分为左、右支气管。支气管经肺门进入左右肺。气管内衬有黏膜,其上皮为假复层柱状纤毛上皮。夹有杯状细胞,细胞顶部的纤毛平时向咽部颤动,以清除尘埃和异物,使空气保持清洁,杯状细胞是具有分泌蛋白质特点的细胞。

血液的气体运输就是将肺吸入的氧经动脉血运送到全身各组织细胞,又将各组织细胞所产生的二氧化碳运送到肺部。因此,血液的气体运输包括氧的运输和二氧化碳的运输两大功能。

胸膜是平滑光泽的浆膜,覆盖在肺表面的部分,称为胸膜脏层;覆盖在胸壁内面和膈肌上面等处的部分,称为胸膜壁层。脏、壁层间的狭窄间隙叫作胸膜腔,腔内含有极少量液体,以减少呼吸运动时两层胸膜之间的摩擦。胸部两侧的胸膜腔互不相通。

纵隔是夹在两侧纵隔胸膜之间的器官及结缔组织总称。纵隔上部主要含有胸腺、上腔静脉、主动脉弓及其分支、气管、食管、胸导管和迷走神经、膈神经等。纵隔中部主要有心包、心脏。后纵隔则包含有胸主动脉、奇静脉、主支气管、食管、胸导管等品管。

2.2 急性上呼吸道感染和急性气管支气管炎

2.2.1 急性上呼吸道感染

2.2.1.1 概述

急性上呼吸道感染简称上感,为外鼻孔至环状软骨下缘包括鼻腔、咽或喉部急性炎症的概称。主要病原体是病毒,少数是细菌。病情较轻、病程短、可自愈,预后良好。

2.2.1.2 病因和发病机制

急性上感约有70%~80%由病毒引起,包括鼻病毒、冠状病毒、腺病毒、流感和副流感病毒以及呼吸道合胞病毒、埃可病毒和柯萨奇病毒等。另有20%~30%的上感为细菌引起,可单纯发生或继发于病毒感染之后发生,以口腔定植菌溶血性链球菌为多见,其次为流感嗜血杆菌、肺炎链球菌和葡萄球菌等,偶见革兰阴性杆菌。但接触病原体后是否发病,还取决于传播途径和人群易感性。

2.2.1.3 病理

组织学上可无明显病理改变,亦可出现上皮细胞的破坏。可有炎症因子参与发

2 呼吸系统疾病

2.1 呼吸系统概述

呼吸系统是执行机体和外界进行气体交换的器官的总称。呼吸系统的机能主要是与外界进行气体交换，呼出二氧化碳，吸进氧气，进行新陈代谢。呼吸系统包括呼吸道（鼻腔、咽、喉、气管、支气管）和肺，呼吸道是气体进出肺的通道。

肺是最主要的呼吸器官，它位于胸腔内，左右各一个，是进行气体交换的场所。肺主要由反复分支的支气管及其最小分支末端膨大形成的肺泡共同构成，肺泡是人体与外界不断进行气体交换的主要部位，数目很多，外面缠绕着丰富的毛细血管和弹性纤维。肺泡壁和毛细血管壁都很薄，各由一层上皮细胞组成。这些都有利于进行气体交换。气体进入肺泡内，在此与肺泡周围的毛细血管内的血液进行气体交换。吸入空气中的氧气，透过肺泡进入毛细血管，通过血液循环，输送到全身各个器官组织，供给各器官氧化过程的所需，各器官组织产生的代谢产物，如 CO_2 再经过血液循环运送到肺，然后经呼吸道呼出体外。通过肺泡内的气体交换，血液由含氧气少二氧化碳多的静脉血变成含氧气多二氧化碳少的动脉血。

鼻是气体进出的门户，也是嗅觉器官，它包括外鼻、鼻腔和开口于鼻腔的鼻旁窦三部分。鼻旁窦与鼻腔相通黏膜又相连续，故鼻腔黏膜感染时，易波及鼻旁窦，引起鼻窦炎。鼻旁窦参与湿润和加温吸入的空气，并起发音共鸣的作用。前部生有可以阻挡空气中灰尘的鼻毛；鼻腔内表面的黏膜可以分泌黏液，能使吸入的空气清洁并变得湿润；黏膜中还分布着丰富的毛细血管，可以温暖空气。鼻腔对吸入的空气起到了清洁、温暖、湿润的作用。

喉是上呼吸道的组成部分，又是发音器官，喉上方接咽，下与气管相连。喉由作为

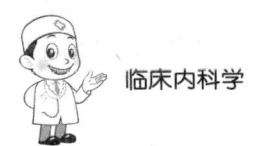

的二维、三维及彩色多普勒显像技术;各种途径的纤维腔内镜的发展;生物化学,细胞生物学,分子生物学及免疫学的迅速发展;临床血液及相关标本检测项目扩展速度也与日俱增。不容否认,所有这些为临床医生的诊断提供了极其重要的依据。但值得指出的是无论哪一种检查都只能是辅助检查,再多的辅助检查也不能替代医生的病史问诊、体格检查、临床逻辑思维和判断。例如,超声探查和CT检查对于嗜铬细胞瘤的诊断是十分准确和敏感的,但是对一个持续性或阵发性高血压患者,如果医生不仔细询问病史,不认真考虑鉴别诊断,也就想不到有这种疾病的可能,也就不会为患者进行相关检查,因此而延误诊治多年者临床上并不少见。另一方面临床上过分依赖辅助检查,无的放矢,大撒网式的检查,往往会造成该做的检查没有做,而对患者没有诊断价值的检查做了很多,既延误了诊断也浪费了大量的医疗资源。因此强调:病史、体格检查和临床逻辑思维,任何时候都是医生诊断疾病不可缺少的基本要素,有目的地选择辅助检查项目并结合临床表现分析和解读检查的结果,方能使名目繁多的辅助检查为临床诊断提供更有力的证据。

总之,要想将临床内科学应用于实践,首先是学好理论知识,并逐步丰富和更新。另一方面要勤于实践,在踏踏实实的临床实践中掌握扎实的基本功,训练提高临床逻辑思维能力,不断提高自身素质,方能成为一名优秀的临床医生。

谢综合征与高血压等学科交叉,而风湿免疫性疾病更是与各个系统均有密切关系。许多全身性疾病常在某器官出现首发症状,若仅关注本器官局部,不对全身表现进行综合分析,很容易得出错误的诊断。因此,作为临床内科医生必须在掌握内科学的基本理论、基本知识与基本技能的基础上,经过内科学系统性知识及临床实践的培训后方可进入某一专科。没有坚实的系统内科基础,既不可能成为一名好的临床内科医生,更不可能成为优秀的专科医生。

1.2 如何学好临床内科学

本着与时俱进的精神,本书体现了各相关疾病诊治的最新研究情况,而内容仍强调临床实用性及可操作性,撰文表述概念清楚、简明扼要,结构严谨。以本教材为蓝本,可使医生在较短时间内对临床内科学的基本知识有所掌握,为下一步进入临床实践打下基础。进入临床接触具体患者时,首先必须认真进行病史采集和体格检查,结合患者的临床表现,对教材中相关疾病的章节进行重点复习,这一方面有助于年轻医生开阔思路更深入搜集临床资料,重点选择辅助检查项目,为临床逻辑思维分析提供更有价值的素材;另一方面经历了对具体患者的诊治过程增加感性认识,对患者所患疾病的理论阐述理解的更为深刻。随着接触患者的数量增多,通过反复理论—实践—再理论—再实践的累积,临床工作能力必将随之提高。

正确认识"疾病"与"患者"从书本上所学到的是关于"疾病"的知识,而医生所面对的是患病的"患者"。书本上关于疾病的描述是某一疾病带有普遍性的共性,而每一个患者有其各自的个性。这种个性不仅仅是疾病表现上的差异,还包括患者的心理活动和社会联系对疾病的影响。如果没有对疾病共性的书本知识就根本不可能介入临床诊治工作。但是,要从每一个具体患者的主诉、症状、体征表现中得出正确的诊断和采取有效的治疗措施,也不可能简单地从书本上直接获得。医生在医疗过程中必须与患者不断接触、反复交流,建立良好的医患关系,不仅要重视躯体病痛的诊治,还应兼顾心理因素及心理治疗,消除患者对诊疗措施的疑虑,得到患者的信任。在此基础上方能获取进一步诊断分析所需的个体化的、翔实的临床资料。对于所取得的第一手资料还必须结合已有的基础医学知识发挥独立思考进行分析综合,才能透过现象认识疾病的本质,做出正确的诊断。

正确对待辅助检查。20 世纪以来,物理学及医学工程技术、生物、生化技术的飞跃发展,使内科疾病的诊断技术发生了重大的变革。以 X 射线为基础结合计算机应用技术的各种先进的显像及成像技术 CT、MRI、MDCT、CTA 等;以超声波探测为基础

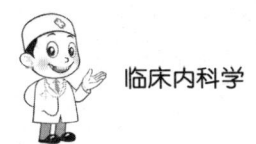

础,全面进行干预,尽可能从事件链的早期切断其发展进程,只有这样才能从总体上降低高血压、冠心病及其相关疾病致死事件的发生率。作为消化系统的常见病——消化性溃疡,应用针对幽门螺杆菌的抗菌治疗,从根本上改变了这一疾病的总体预后。炎症性肠病的免疫调节治疗的进展,提高了对该病的治愈率。在肾脏疾病方面,新型免疫抑制剂的应用大大降低了肾移植术后的排斥反应,并提高了对狼疮肾炎的治疗效果。近年来,美国发布的肾脏病生存质量指导(K/DOQI),对慢性肾脏病提供了循证医学的治疗指南。适时透析和一体化治疗的概念,提高了终末期肾病的存活率。血液病方面的进展更令人瞩目,造血干细胞是最早用于临床的成体干细胞。随着干细胞的研究,初步形成组织器官工程学或再生医学。近年来在临床上成功地应用了靶向治疗药物:如针对PMI/Ararat基因的全反式维A酸治疗早幼粒细胞白血病,抗CD20的利妥昔单抗治疗B淋巴细胞疾病,特异性抑制BCR-ABL阳性细胞增殖的伊马替尼治疗慢性粒细胞白血病等。由于重组DNA技术的成熟,EPO、G-CSF、TPO及干扰素广泛用于临床,提高了治愈率。内分泌和代谢性疾病方面,近年来我国居民代谢疾病的发病率显著上升,如糖代谢异常、超重及肥胖、血脂异常症、高尿酸血症、代谢综合征等,导致心脑血管疾病的发病率显著上升。现已证实预防和控制糖尿病,防治血脂异常可以减少或延缓心血管并发症的发生。在我国多种甲状腺疾病的发病率近年来显著上升,研究表明可能与碘摄入量不恰当有关。所以实行科学补碘,因地制宜,控制居民的碘摄入量在安全范围之内十分重要。内分泌性高血压在高血压人群中所占比重明显增加,利用血浆醛固酮/血浆肾素活性比值在高血压人群中进行筛查,原发性醛固酮增多症的患病率可高达10%以上,值得重视。风湿性疾病多与自身免疫相关,随着基础免疫学的发展,风湿性疾病的研究得以深入,揭示了很多相关疾病的发病机制,新的诊断方法和治疗措施也相继应用于临床。特别是生物制剂靶向性治疗,可以特异性阻断发病过程中的某一个环节,达到治疗疾病的目的,显著地提高了风湿病的治疗效果。随着工农业的迅速发展与职业相关的各种化学制剂中毒也明显增多,针对各种不同化学制剂的特异性解毒药物的研究远远跟不上临床的需要。为此,对于理化病因所致疾病的诊断应重视发病的环境与发病的特点;关于急性中毒的处理,尽快脱离中毒环境,尽快清除尚未被吸收的毒物,仍是第一要务。

以上各专业学科的发展,反映了临床内科学的发展。在此,必须指出的是专科化、专业化,并不等于独立化。"人"作为一个有机整体,疾病虽以侵犯某一系统或某一器官为主,但不可能对其他的器官或系统完全没有影响。近年来对各专科的研究越是深入越是凸显各专业分科之间交叉的复杂性,如冠心病与血脂代谢、糖尿病与肾脏病、代不能解决的，例如高血压患者可能发生脑出血性猝死，应该重视高血压的治疗，但是血压降到多少最为恰当？对这一个问题，仅靠几个专家、几个单位难以制定出一个标准。又如近年来临床药物学的迅速发展，不断有各种各样的新药问世，对新药疗效的验证也不能是一家之见或几家之见。在这样的背景下，20世纪80年代循证医学的概念应运而生。EBM重点是在临床研究中采用前瞻性随机双盲对照及多中心研究的方法，系统地收集、整理大样本研究所获得的客观证据作为医疗决策的基础。目前国内外对较多的常见病制定的诊疗指南，其中各种诊疗措施的推荐均标明其级别和证据水平。某一诊疗措施，如有多个大规模前瞻性双盲对照研究得出一致性的结论，则证据水平最高，常列为强烈推荐；如尚无循证医学证据，仅为逻辑推理，已被临床实践接受的则证据级别水平为最低，常列为专家共识或临床诊治参考。显而易见上述证据水平，随着循证医学研究结果的累积是可以变化的。也正因为如此，临床诊疗指南也有必要在实施一定的周期后更新再版。应该强调指出的是循证医学研究的结论也好，指南的推荐也好都只能给临床医生提供重要的参考依据，而不能作为临床决策的唯一依据，更不能因此忽视临床医生对于每一个具体患者认真的个体化分析。

1.1.3 临床内科的发展意义

临床内科各专业学科的发展为了适应临床上对疾病诊断更加准确深入和治疗手段迅速发展的需要，现代内科学的专业化、专科化是必然的趋势，对于促进临床科研、提高临床实践水平大有裨益。如：近年来出现的新的急性传染性呼吸系统疾病、传染性非典型肺炎（SARS）和人禽流感的流行，来势凶猛，危害极大。在呼吸专科和相关学科的努力下，在较短的时间内确定了病原及传播途径，制定了有效的防治措施，使之很快得到控制。肺部真菌感染是呼吸科医生面临的又一新的挑战，多见于器官移植后接受抗排斥药物治疗、肿瘤患者接受化疗、过度使用抗细菌药物的患者，延误治疗常可导致死亡。本病的防治重点在于对上述易患人群严密监测，早期诊断及时应用针对性强效抗真菌药物。心血管疾病的诊治方面介入治疗的发展已达到了较高的水平，如冠心病的球囊扩张加支架植入，心律失常的消融治疗，先天性心脏病的封堵治疗等，均取得了很好的效果。但是心血管疾病特别是冠心病、高血压的发病率仍在持续升高，仍是威胁国人生命和健康的重要疾病。为此，必须更加强调"心血管事件链"的概念（危险因素－靶器官损害－意外事件－死亡）。在临床医疗工作中，呼吁每一个心血管医生必须将每一个患者放在心血管事件链中来考虑，不是仅仅针对某一个症状或某一阶段，对疾病的评估要从危险因素起开始排查，诊疗措施上要以改变不良生活方式为基

1.1.2 临床内科学的进展

20世纪后期,由于人类文明的高度进步和科学技术的巨大发展,人类的社会环境、生活习惯和行为方式也随之发生变化。与此同时,人类的疾病类型也相应发生了明显的变化。从19世纪发展起来的现代医学,对人类健康及疾病的认识从纯生物学的角度去分析,强调生物学因素及人体病理生理过程,着重躯体疾病的防治,形成了生物学医学模式(biomedical model)。这一医学模式忽略了心理、社会及环境等因素对人体的作用,而恰恰是这些因素对当今人类的健康和疾病有着十分重要的影响,亟待给予足够的重视。仅举一例即可见一斑,冠心病是危害人类健康的重大疾病之一,从生物医学模式来看,它是冠状动脉内的粥样斑块形成及其继发的斑块破裂、血栓形成等导致冠脉狭窄或闭塞而出现临床上心绞痛及(或)心肌梗死,以致死亡。虽然不断有各种治疗心绞痛药物问世,更有冠状动脉内介入措施和搭桥手术治疗,挽救了不少冠心病患者。但是从总体来看,由于缺乏对发病因素的有效控制,冠心病发病率逐年升高,其致死、致残率也相应增加,给人类社会造成了难以承受之重负。因此,必须改变偏重生物学治疗的医学模式,引起广大社会人群的重视,从冠心病发病源头抓起,改变不良的生活方式,早期干预高血脂、高血压、高血糖等导致冠心病发病的危险因素,这样才能变被动为主动使冠心病的发病率总体下降。1998年美国冠心病病死率较1965年下降59%,就是顺应了这种生物-心理-社会医学模式(bio - psycho - social medical model)。这一新的模式对医学提出了更高的要求。内科疾病的防治不仅要明确生理性病因,如感染、营养缺乏、理化病因所致疾病,还要更加重视心理、社会和环境因素、生活方式引起的疾病;内科疾病治疗的目标已不仅是治愈某一个疾病,还要促进康复、减少残疾、提高生活质量;对许多慢性内科疾病不应固守传统,针对躯体某器官系统的药物治疗,而应同时重视心理、生活方式、社会因素等长期的防治措施。只有顺应这一医学模式的转变,才能进一步提高内科疾病的防治水平。

循证医学的发展循证医学(evidence based medicine,EBM)是现代临床医学的重要发展趋势。古代医学是纯粹的经验医学。19世纪发展起来的现代医学已经有了解剖、病理、生化、药理等基础学科的支撑,为临床诊断治疗疾病提供了科学的基础。临床医生面对各种诊断治疗问题,通常是根据现有的基础医学知识,参照前辈或本人的实践经验,查阅借鉴相关文献资料进行处理。对于某一种疾病,某种治疗方法,其结果的好坏,没有客观的统一评价标准。总体来看仍然是经验医学的范畴。

随着医学科学、临床流行病学的发展,很多问题随之暴露,这些问题是经验医学所

1 绪 论

1.1 概述

临床内科学在临床医学中占有极其重要的位置,它是临床医学各科的基础学科,所阐述的内容在临床医学的理论和实践中有其普遍意义,是掌握其他临床学科的重要基础。它涉及面广,包括呼吸、循环、消化、泌尿、造血系统、内分泌及代谢、风湿等常见疾病以及理化因素所致的疾病。与外科学一起并称为临床医学的两大支柱学科,为临床各科从医者必须精读的专业。

1.1.1 临床内科学是临床医学的基础

临床内科学作为临床医学的基础学科,重点论述人体各个系统各种疾病的病因、发病机制、临床表现、诊断、治疗与预防。编纂《临床内科学》作为医学教育的教材,其目的是引导医学生在已掌握基础医学、临床前期学科知识的基础上,从理论走向实践、从书本走向临床,帮助他们掌握为患者诊治疾病的实际技能。

临床医学按医疗服务的对象、疾病的特性、治疗手段的不同而划分为内科、外科、儿科、妇产科、五官科等等。但无论是哪一科医生用什么手段治疗患者,其先决条件是做出正确的诊断。而临床内科学的核心就是教会学生以患者的主诉为中心,通过问诊和体格检查获取与其主诉相关的基本资料,并有的放矢地进行化验、影像学等辅助检查,然后综合各项结果,经过认真的鉴别诊断,提出诊断和治疗决策。从接触患者到考虑诊断的全过程有时需反复多次,其中的每一环节都需要医生严密的逻辑思维和缜密的分析、论证。显而易见,这一系列有关临床疾病诊断的基本知识和基本技能,不仅是内科医生而是涉及临床学科的所有医生都应掌握的。

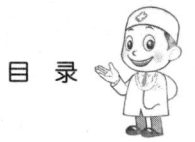

7.3 巨人症和肢端肥大症 / 115

7.4 生长激素缺乏性侏儒症 / 121

7.5 甲状腺功能亢进症 / 123

8 风湿性疾病　　　　126

8.1 风湿性疾病概述 / 126

8.2 类风湿关节炎 / 126

8.3 系统性红斑狼疮 / 132

8.4 雷诺现象与雷诺病 / 136

与迷走神经张力增高、显著的窦性心动过缓或房室传导阻滞有关,并作为防止心室停搏的生理保护机制。

查体时颈静脉搏动出现大的 a 波,第一心音强度变化不定。一般无须治疗。必要时可起搏治疗。

3.4.5.3 非阵发性房室交界区性心动过速

非阵发性房室交界区性心动过速的发生机制与房室交界区组织自律性增高或触发活动有关。最常见的病因为洋地黄中毒。其他为下壁心肌梗死、心肌炎、急性风湿热或心瓣膜手术后,亦偶见于正常人。

心动过速发作起始与终止时心率逐渐变化,有别于阵发性心动过速,故称为"非阵发性"。心率70~150次/分或更快,心律通常规则。QRS 波群正常。自主神经系统张力变化可影响心率快慢。如心房活动由窦房结或异位心房起搏点控制,可发生房室分离。洋地黄过量引起者,经常合并房室交界区文氏型传导阻滞,使心室律变得不规则。

治疗主要针对基本病因。本型心律失常通常能自行消失,假如患者耐受性良好,仅需密切观察和治疗原发疾病。已用洋地黄者应立即停药,亦不应施行电复律。洋地黄中毒引起者,可给予钾盐、利多卡因或13受体阻滞剂治疗。

3.4.5.4 房室交界区相关的折返性心动过速

阵发性室上性心动过速(PSVT)简称室上速。大多数心电图表现为 QRS 波群形态正常、RR 间期规则的快速心律。大部分室上速由折返机制引起,折返可发生在窦房结、房室结与心房,分别称为窦房折返性心动过速、房室结内折返性心动过速与心房折返性心动过速。此外,利用隐匿性房室旁路逆行传导的房室折返性心动过速习惯上亦归属室上速的范畴,但折返回路并不局限于房室交界区。因此,阵发性室上性心动过速这一名称,包含属于不同发病机制、解剖上并非局限于房室结及其以上部位不同类别的心动过速,其含义欠精确,但目前尚无被一致接受的命名代替,因此,一直沿用至今。有学者推荐"与房室交界区相关的折返性心动过速"这一描述性的名词,为本书所采用。在全部室上速病例中,房室结内折返性心动过速与利用隐匿性房室旁路的房室折返性心动过速约占90%以上。

3.4.6 房室结内折返性心动过速

3.4.6.1 病因

患者通常无器质性心脏病表现,不同性别与年龄均可发生。

3.4.6.2 临床表现

心动过速发作突然起始与终止,持续时间长短不一。症状包括心悸、胸闷、焦虑不安、头晕,少见有晕厥、心绞痛、心力衰竭与休克者。症状轻重取决于发作时心室率快速的程度以及持续时间,亦与原发病的严重程度有关。若发作时心室率过快,使心输出量与脑血流量锐减或心动过速猝然终止,窦房结未能及时恢复自律性导致心搏停顿,均可发生晕厥。体检心尖区第一心音强度恒定,心律绝对规则。

3.4.6.3 心电图检查

心电图表现为:①心率 150~250 次/分,节律规则;②QRS 波群形态与时限均正常,但发生室内差异性传导或原有束支传导阻滞时,QRS 波群形态异常;③P 波为逆行性(Ⅱ、Ⅲ、aVF 导联倒置),常埋藏于 QRS 波群内或位于其终末部分,P 波与 QRS 波群保持固定关系;④起始突然,通常由一个房性期前收缩触发,其下传的:PR 间期显著延长,随之引起心动过速发作。

3.4.6.4 心电生理检查

在大多数患者能证实存在房室结双径路。房室结双径路是指:①β(快)路径传导速度快而不应期长;②a(慢)路径传导速度缓慢而不应期短。正常时窦性冲动沿快径路下传,PR 间期正常。最常见的房室结内折返性心动过速类型是通过慢路径下传,快路径逆传。其发生机制如下:当房性期前收缩发生于适当时间,下传时受阻于快径路(因不应期较长),遂经慢路径前传导至心室,由于传导缓慢,使原先处于不应期的快路径获得足够时间恢复兴奋性,冲动经快路径返回心房,产生单次心房回波,若反复折返,便可形成心动过速。由于整个折返回路局限在房室结内,故称为房室结内折返性心动过速。

其他心电生理特征包括:①心房期前刺激能诱发与终止心动过速;②心动过速开始几乎一定伴随着房室结传导延缓(PR 或 AH 间期延长);③心房与心室不参与形成折返回路;④逆行激动顺序正常,即位于希氏束邻近的电极部位最早记录到经快路径逆传的心房电活动。

3.4.6.5 治疗

(1)急性发作期

应根据患者基础的心脏状况,既往发作的情况以及对心动过速的耐受程度作出适当处理。如患者心功能与血压正常,可先尝试刺激迷走神经的方法。颈动脉窦按摩(患者取仰卧位,先行右侧,每次 5~10 秒,切莫双侧同时按摩)、Valsalva 动作(深吸气后屏气、再用力作呼气动作)、诱导恶心、将面部浸没于冰水内等方法可使心动过速终止,但停止刺激后,有时又恢复原来心率。初次尝试失败,在应用药物后再次施行仍可望成功。

①腺苷与钙通道阻滞剂:首选治疗药物为腺苷(6~12mg 快速静注),起效迅速,副作用为胸部压迫感、呼吸困难、面部潮红、窦性心动过缓、房室传导阻滞等。由于其半衰期短于6秒,副作用即使发生亦很快消失。如腺苷无效可改静注维拉帕米(首次5mg,无效时隔10 分钟再注 5mg 或地尔硫卓 0.25~0.35mg/kg)。上述药物疗效达90%以上。如患者合并心力衰竭、低血压或为宽 QRS 波心动过速,尚未明确室上性心动过速的诊断时,不应选用钙拮抗剂,宜选用腺苷静注。

②洋地黄与β受体阻滞剂:静注洋地黄(如毛花苷C0.4~0.8mg 静注,以后每2~4 小时 0.2~0.4mg,24 小时总量在 1.6mg 以内)可终止发作。目前洋地黄已较少应用,但对伴有心功能不全患者仍作首选。β受体阻滞剂也能有效终止心动过速,但应避免用于失代偿的心力衰竭、支气管哮喘患者。并以选用短效β受体阻滞剂如艾司洛尔 50~200μg/(kg2min)较为合适。

③普罗帕酮 1~2mg/kg 静脉注射:④其他药物合并低血压者可应用升压药物(如去氧肾上腺素、甲氧明或间羟胺),通过反射性兴奋迷走神经终止心动过速。但老年患者、高血压、急性心肌梗死等禁忌。

⑤食管心房调搏术常能有效中止发作。

⑥直流电复律当患者出现严重心绞痛、低血压、充血性心力衰竭表现,应立即电复律。急性发作以上治疗无效亦应施行电复律。

但应注意,已应用洋地黄者不应接受电复律治疗。

(2)预防复发

是否需要给予患者长期药物预防,取决于发作频繁程度以及发作的严重性。

4 消化系统疾病

4.1 概述

消化系统由消化道和消化腺两部分组成。消化道是一条起自口腔延续咽、食道、胃、小肠、大肠、到肛门的很长的肌性管道,其中经过的器官包括口腔、咽、食管、胃、小肠(十二指肠、空肠、回肠)及大肠(盲肠、结肠、直肠)等部。消化腺有小消化腺和大消化腺两种。小消化腺散在消化管各部的管壁内,大消化腺有三对唾液腺(腮腺、下颌下腺、舌下腺)、肝和胰,它们均借助导管,将分泌物排入消化管内。

人体共有5个消化腺,分别为:唾液腺(分泌唾液、唾液淀粉酶将淀粉初步分解成麦芽糖)胃腺(分泌胃液、将蛋白质初步分解成多肽)、肝脏(分泌胆汁、储存在胆囊中将大分子的脂肪初步分解成小分子的脂肪,称为物理消化,也称作"乳化")、胰腺(分泌胰液、胰液是对糖类,脂肪,蛋白质都有消化作用的消化液)、肠腺(分泌肠液、将麦芽糖分解成葡萄糖,将多肽分解成氨基酸,将小分子的脂肪分解成甘油和脂肪酸,也是对糖类,脂肪,蛋白质有消化作用的消化液)。

4.1.1 基本功能

消化系统的基本生理功能是摄取、转运、消化食物和吸收营养、排泄废物,这些生理的完成有利于整个胃肠道协调的生理活动。食物的消化和吸收,供机体所需的物质和能量,食物中的营养物质除维生素、水和无机盐可以被直接吸收利用外,蛋白质、脂肪和糖类等物质均不能被机体直接吸收利用,需在消化管内被分解为结构简单的小分子物质,才能被吸收利用。食物在消化管内被分解成结构简单、可被吸收的小分子物质的过程就称为消化。这种小分子物质透过消化管黏膜上皮细胞进入血液和淋巴液的过程就是吸收。对于未被吸收的残渣部分,消化道则通过大肠以粪便形式排出体外。

消化过程包括物理性(机械性)消化和化学性消化两种功能。就对食物进行化学分解而言,由消化腺所分泌的各种消化液,将复杂的各种营养物质分解为肠壁可以吸收的简单的化合物,如糖类分解为单糖,蛋白质分解为氨基酸,脂类分解为甘油及脂肪酸。然后这些分解后的营养物质被小肠(主要是空肠)吸收进入体内,进入血液和淋巴液。这种消化过程叫化学性消化。

机械性消化和化学性消化两功能同时进行,共同完成消化过程。

4.1.2 消化系统器官

消化系统从口腔延续到肛门,负责摄入食物、将食物粉碎成为营养素(这一过程称为消化)、吸收营养素进入血液,以及将食物的未消化部分排出体外。消化道包括口腔、咽、食管、胃、小肠、大肠、直肠和肛门,还包括一些位于消化道外的器官:胰腺、肝脏和胆囊。

4.1.2.1 口腔与食管

口腔是消化道和呼吸系统的入口,其内覆盖有黏膜层,位于两颊、舌下和颌下的唾液腺的腺管都开口于此。舌位于口腔底部,其功能是感觉食物的味道和搅拌食物。口腔后下是咽部。

食物味道是由舌表面的味蕾感知的,味觉相对较简单,仅能区别甜、酸、咸和苦味,而嗅觉要复杂得多,可以区别各种微小差异的气味。

食物经前方的牙齿(切牙)切断和后面的牙齿(磨牙)嚼碎成为易于消化的小颗粒。唾液腺分泌的唾液带有消化酶覆盖于这些颗粒表面,并开始消化。在未进食时,唾液的流动可洗掉那些能引起牙齿腐蚀和其他疾病的细菌。唾液还含有一些抗体和酶,如溶菌酶,可分解蛋白质和直接杀灭细菌。

吞咽由主动开始,并自动持续下去。吞咽时,一小片肌肉(会厌)关闭,以防止食物经气道(气管)进入肺脏,口腔顶的后部分(软腭)升高以防止食物进入鼻腔。

4.1.2.2 食管

一个内覆有黏膜层的薄壁肌肉管道,连接着咽部和胃。食物在食管的推进不是靠重力,而是靠肌肉有节律地收缩和松弛,称为蠕动。

4.1.2.3 胃

胃是一个大的蚕豆形肌性空腔脏器,包括三部分:贲门、胃体和胃窦。食物通过能开闭的环状肌肉(括约肌),从食管进入胃内。此括约肌能防止胃内容物返流到食管。通过蠕动搅磨食物,使食物与胃液充分混合。

胃是储存食物的器官,可有节律地收缩,并使食物与酶混合。胃表面的细胞分泌三种重要物质:黏液、盐酸和胃蛋白酶(一种能分解蛋白质的酶)前体。黏液覆盖于胃的表面,保护其免受盐酸和酶的损伤。任何原因造成此黏液层破坏,如幽门螺杆菌感染或阿司匹林都能导致损伤,发生胃溃疡。

盐酸提供了一种胃蛋白酶分解蛋白所需要的高酸环境。胃内高酸还能杀灭大多数细菌而成为一种抵御感染的屏障。到达胃的神经冲动、胃泌素(胃释放的一种激素)和组胺(胃释放的一种活性物质)都能刺激胃酸的分泌。

胃蛋白酶大约能分解食物中10%的蛋白质,它是唯一能消化胶原的酶。胶原是一种蛋白质,是肉食的一种主要成分。

仅有少数几种物质,如酒精和阿司匹林能从胃直接吸收,但仅能小量吸收。

4.1.2.4 小肠

胃运送食物到第一段小肠即十二指肠。经幽门括约肌进入十二指肠的食物量受小肠消化能力的调节。若食物已充满,则十二指肠会发出信号使胃停止排空。

十二指肠接受来自胰腺的胰酶和来自肝脏的胆汁。这些消化液通过奥迪括约肌的开口进入十二指肠,它们在帮助食物消化和吸收中起着重要作用。肠道通过蠕动来搅拌食物,使其与肠的分泌液混合,也有助于食物消化和吸收。

十二指肠最开始的10cm左右表面光滑,其余部分都有皱褶、小突起(绒毛)和更小的突起(微绒毛)。

4.2 胃食管反流病

4.2.1 概述

胃食管反流病(GERD)是指胃十二指肠内容物反流入食管引起胃灼热等症状,可引起反流性食管炎(RE),以及咽喉、气道等食管邻近的组织损害。

4.2.2 病因和发病机制

胃食管反流病是由多种因素造成的消化道动力障碍性疾病。胃食管反流病的主要发病机制是抗反流防御机制减弱和反流物对食管黏膜攻击作用的结果。

4.2.2.1 抗反流防御机制减弱

抗反流防御机制包括抗反流屏障,食管对反流物的清除及黏膜对反流攻击作用的抵抗力。

抗反流屏障是指在食管和胃交接的解剖结构,包括食管下括约肌(LES)、膈肌脚、膈食管韧带、食管与胃底间的锐角(His角)等,上述各部分的结构和功能上的缺陷均可造成胃食管反流,其中最主要的是 LES 的功能状态。LES 是指食管末端约 3~4cm 长的环形肌束。正常人静息时 LES 压为 10~30mmHg,为一高压带,防止胃内容物反流入食管。LES 部位的结构受到破坏时可使 LES 压下降,如贲门失弛缓症手术后易并发反流性食管炎。一些因素可导致 LES 压降低,如某些激素(如缩胆囊素、胰升糖素、血管活性肠肽等)、食物(如高脂肪、巧克力等)、药物(如钙拮抗剂、地西泮)等。腹内压增高(如妊娠、腹水、呕吐、负重劳动等)及胃内压增高(如胃扩张、胃排空延迟等)均可引起 LES 压相对降低而导致胃食管反流。一过性 LES 松弛(TLESR)是近年研究发现引起胃食管反流的一个重要因素。正常情况下当吞咽时,LES 即松弛,食物得以进入胃内。TLESR 是指非吞咽情况下 LES 自发性松弛,其松弛时间明显长于吞咽时 LES 松弛的时间。TLESR 既是正常人生理性胃食管反流的主要原因,也是 LES 静息压正常的胃食管反流病患者的主要发病机制。

食管清除作用正常情况下,一旦发生胃食管反流,大部分反流物通过 1~2 次食管自发和继发性蠕动性收缩将食管内容物排入胃内,即容量清除,是食管廓清的主要方式。剩余的则由唾液缓慢地中和。故食管蠕动和唾液产生的异常也参与胃食管反流病的致病作用。食管裂孔疝是部分胃经膈食管裂孔进入胸腔的疾病,可引起胃食管反流并降低食管对酸的清除,导致胃食管反流病。

食管黏膜屏障反流物进入食管后,食管还可以凭借食管上皮表面黏液、不移动水层、复层鳞状上皮等构成的上皮屏障,以及黏膜下丰富的血液供应构成的后上皮屏障,发挥其抗反流物对食管黏膜损伤的作用。因此,任何导致食管黏膜屏障作用下降的因素(长期吸烟、饮酒以及抑郁等),将使食管黏膜不能抵御反流物的损害。

4.2.2.2 反流物对食管黏膜的攻击作用

在食管抗反流防御机制下降的基础上,反流物刺激和损害食管黏膜,其受损程度与反流物的质和量有关,也与反流物与黏膜的接触时间、部位有关。胃酸与胃蛋白酶是反流物中损害食管黏膜的主要成分。近年对胃食管反流病监测证明存在胆汁反流,其中的非结合胆盐和胰酶是主要的攻击因子,参与损害食管黏膜。

(1)病理

在有反流性食管炎的胃食管反流病患者,其病理组织学基本改变可有:①复层鳞状上皮细胞层增生;②黏膜固有层乳头向上皮腔面延长;③固有层内炎症细胞主要是中性粒细胞浸润；④糜烂及溃疡；⑤食管下段鳞状上皮被化生的柱状上皮所替代称之为 Barrett 食管。

（2）临床表现

胃食管反流病的临床表现多样，轻重不一，主要表现有：

①食管症状：典型症状胃灼热和反流是本病最常见的症状，而且具有特征性，因此被称为典型症状。反流是指胃内容物在无恶心和不用力的情况下涌入咽部或口腔的感觉，含酸味或仅为酸水时称反酸。胃灼热是指胸骨后或剑突下烧灼感，常由胸骨下段向上延伸。胃灼热和反流常在餐后 1 小时出现，卧位、弯腰或腹压增高时可加重，部分患者胃灼热和反流症状可在夜间入睡时发生。

非典型症状指除胃灼热和反流之外的食管症状。胸痛由反流物刺激食管引起，疼痛发生在胸骨后。严重时可为剧烈刺痛，可放射到后背、胸部、肩部、颈部、耳后，有时酷似心绞痛，可伴有或不伴有胃灼热和反流。由 GERD 引起的胸痛是非心源性胸痛的常见病因。吞咽困难见于部分患者，可能是由于食管痉挛或功能紊乱，症状呈间歇性，进食固体或液体食物均可发生。少部分患者吞咽困难是由食管狭窄引起，此时吞咽困难可呈持续性或进行性加重。有严重食管炎或并发食管溃疡者，可伴吞咽疼痛。

②食管外症状：由反流物刺激或损伤食管以外的组织或器官引起，如咽喉炎、慢性咳嗽和哮喘。对一些病因不明、久治不愈的上述疾病患者，要注意是否存在 GERD，伴有胃灼热和反流症状有提示作用，但少部分患者以咽喉炎、慢性咳嗽或哮喘为首发或主要表现。严重者可发生吸入性肺炎，甚至出现肺间质纤维化。一些患者诉咽部不适，有异物感、棉团感或堵塞感，但无真正吞咽困难，称为癔球症，近年研究发现部分患者也与 GERD 相关。

③并发症：上消化道出血反流性食管炎患者，因食管黏膜糜烂及溃疡可以导致上消化道出血，临床表现可有呕血和（或）黑便以及不同程度的缺铁性贫血。

食管狭窄：食管炎反复发作致使纤维组织增生，最终导致瘢痕狭窄。

CBarrett 食管：Barrett 食管内镜下的表现为正常呈现均匀粉红带灰白的食管黏膜出现胃黏膜的橘红色，分布可为环形、舌形或岛状。Barrett 食管可发生在反流性食管炎的基础上，亦可不伴有反流性食管炎。Barrett 食管是食管腺癌的癌前病变，其腺癌的发生率较正常人高 30~50 倍。

4.2.3 诊断与鉴别诊断

胃食管反流病的诊断是基于：①有反流症状；②内镜下可能有反流性食管炎的表

现;③食管过度酸反流的客观证据。如患者有典型的胃灼热和反酸症状,可做出胃食管反流病的初步临床诊断。内镜检查如发现有反流性食管炎并能排除其他原因引起的食管病变,本病诊断可成立。对有典型症状而内镜检查阴性者,行 24 小时食管 pH 监测,如证实有食管过度酸反流,诊断成立。

由于 24 小时食管 pH 监测需要一定仪器设备且为侵入性检查,常难于在临床常规应用。因此,临床上对疑诊为本病而内镜检查阴性患者常用质子泵抑制剂(PPI)作试验性治疗(如奥美拉唑每次 20mg,每天 2 次,连用 7~14 天),如有明显效果,本病诊断一般可成立。对症状不典型患者,常需结合内镜检查、24 小时食管 pH 监测和试验性治疗进行综合分析来做出诊断。虽然胃食管反流病的症状有其特点,临床上仍应与其他病因的食管病变(如真菌性食管炎、药物性食管炎、食管癌和食管贲门失弛缓症等)、消化性溃疡、胆道疾病等相鉴别。胸痛为主要表现者,应与心源性胸痛及其他原因引起的非心源性胸痛进行鉴别。还应注意与功能性疾病如功能性胃灼热、功能性胸痛、功能性消化不良作鉴别。

4.2.4 治疗

胃食管反流病的治疗目的是控制症状、治愈食管炎、减少复发和防治并发症。

4.2.4.1 一般治疗

改变生活方式与饮食习惯。为了减少卧位及夜间反流可将床头抬高 15~20cm。避免睡前 2 小时内进食,白天进餐后亦不宜立即卧床。注意减少一切引起腹压增高的因素,如肥胖、便秘、紧束腰带等。应避免进食使 LES 压降低的食物,如高脂肪、巧克力、咖啡、浓茶等。应戒烟及禁酒。避免应用降低 LES 压的药物及引起胃排空延迟的药物。如一些老年患者因 LES 功能减退易出现胃食管反流,如同时合并有心血管疾患而服用硝酸甘油制剂或钙拮抗剂可加重反流症状,应适当避免。一些支气管哮喘患者如合并胃食管反流可加重或诱发哮喘症状,尽量避免应用茶碱及多巴胺受体激动剂,并加用抗反流治疗。

4.2.4.2 药物治疗

(1)治疗本病的常用药物

促胃肠动力药如多潘立酮、莫沙必利、依托必利等,这类药物可能通过增加 LES 压力、改善食管蠕动功能、促进胃排空,从而达到减少胃内容物食管反流及减少其在食管的暴露时间。由于这类药物疗效有限且不确定,因此只适用于轻症患者,或作为与抑酸药合用的辅助治疗。

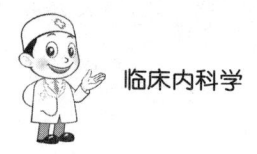

(2) 抑酸药

H_2受体拮抗剂(H_2 receptor antagonist, H_2RA):如西咪替丁、雷尼替丁、法莫替丁等。H_2RA能减少24小时胃酸分泌50%~70%,但不能有效抑制进食刺激引起的胃酸分泌,因此适用于轻、中症患者。可按治疗消化性溃疡常规用量,但宜分次服用,增加剂量可提高疗效,同时亦增加不良反应。疗程8~12周。

质子泵抑制剂(proton pump inhibitor, PPI):包括奥美拉唑、兰索拉唑、泮托拉唑、雷贝拉唑和埃索美拉唑等。这类药物抑酸作用强,因此对本病的疗效优于H_2RA,特别适用于症状重、有严重食管炎的患者。一般按治疗消化性溃疡常规用量,疗程4~8周。对个别疗效不佳者可加倍剂量或与促胃肠动力药联合使用,并适当延长疗程。

抗酸药仅用于症状轻、间歇发作的患者作为临时缓解症状用。抑酸治疗是目前治疗本病的主要措施,对初次接受治疗的患者或有食管炎的患者宜以PPI治疗,以求迅速控制症状、治愈食管炎。

4.2.4.3　维持治疗

胃食管反流病具有慢性复发倾向,为减少症状复发,防止食管炎反复复发引起的并发症,需考虑给予维持治疗。停药后很快复发且症状持续者,往往需要长程维持治疗;有食管炎并发症如食管溃疡、食管狭窄、Barrett食管者,肯定需要长程维持治疗。H_2RA和PPI均可用于维持治疗,其中以PPI效果最好。维持治疗的剂量因患者而异,以调整至患者无症状之最低剂量为最适剂量;对无食管炎的患者也可考虑采用按需维持治疗,即有症状时用药,症状消失时停药。

4.2.4.4　抗反流手术治疗

抗反流手术是不同术式的胃底折叠术,目的是阻止胃内容反流入食管。抗反流手术的疗效与PPI相当,但术后有一定并发症。因此,对于那些需要长期使用大剂量PPI维持治疗的患者,可以根据患者的意愿来决定抗反流手术。对确证由反流引起的严重呼吸道疾病的患者,PPI疗效欠佳者,宜考虑抗反流手术。

4.2.4.5　并发症的治疗

食管狭窄除极少数严重瘢痕性狭窄需行手术切除外,绝大部分狭窄可行内镜下食管扩张术治疗。扩张术后予以长程PPI维持治疗可防止狭窄复发,对年轻患者亦可考虑抗反流手术。

Barrett食管必须使用PPI治疗及长程维持治疗。Barrett食管发生食管腺癌的危险性大大增高,尽管有各种清除Barrett食管方法的报道,但均未获肯定,因此加强随访是目前预防Barrett食管癌变的唯一方法。重点是早期识别异型增生,发现重度异型增生或早期食管癌及时手术切除。

4.3 胃炎

胃炎(gastritis)指的是任何病因引起的胃黏膜炎症,常伴有上皮损伤和细胞再生。某些病因引起的胃黏膜病变主要表现为上皮损伤和上皮细胞再生而胃黏膜炎症很轻,此种胃黏膜病变宜称为胃病。胃炎是最常见的消化道疾病之一。按临床发病的缓急和病程的长短,一般将胃炎分为急性胃炎和慢性胃炎。

4.3.1 急性胃炎

急性胃炎是由多种病因引起的急性胃黏膜炎症。临床上急性发病,常表现为上腹部症状。内镜检查可见胃黏膜充血、水肿、出血、糜烂(可伴有浅表溃疡)等一过性病变。病理组织学特征为胃黏膜固有层见到以中性粒细胞为主的炎症细胞浸润。

急性胃炎主要包括:①急性幽门螺杆菌感染引起的急性胃炎。健康志愿者吞服幽门螺杆菌后的临床表现、内镜所见及胃黏膜活检病理组织学均显示急性胃炎的特征。但临床上很难诊断幽门螺杆菌感染引起的急性胃炎,因为一过性的上腹部症状多不为患者注意,亦极少需要胃镜检查,加之可能多数患者症状很轻或无症状。感染幽门螺杆菌后,如不予治疗,幽门螺杆菌感染可长期存在并发展为慢性胃炎;②除幽门螺杆菌之外的病原体感染及(或)其毒素对胃黏膜损害引起的急性胃炎。进食被微生物及(或)其毒素污染的不洁食物所引起的急性胃肠炎,以肠道炎症为主,有关论述详见传染病学。由于胃酸的强力抑菌作用,除幽门螺杆菌之外的细菌很难在胃内存活而感染胃黏膜,因此一般人很少患除幽门螺杆菌之外的感染性胃炎。但当机体免疫力下降时,可发生各种细菌、真菌、病毒所引起的急性感染性胃炎;③急性糜烂出血性胃炎。本病是由各种病因引起的、以胃黏膜多发性糜烂为特征的急性胃黏膜病变,常伴有胃黏膜出血,可伴有一过性浅溃疡形成。因为本病胃黏膜炎症很轻或缺如,因此严格来说应称为急性糜烂出血性胃病。

急性糜烂出血性胃炎临床常见,需要积极治疗,本节予以重点讨论如下:

4.3.1.1 病因和发病机制

引起急性糜烂出血性胃炎的常见病因有:

(1)药物

常见的有非甾体抗炎药(NSAID)如阿司匹林、吲哚美辛等,某些抗肿瘤药、口服氯化钾或铁剂等。这些药物直接损伤胃黏膜上皮层。其中,NSAID还通过抑制环氧合酶的作用而抑制胃黏膜生理性前列腺素的产生,削弱胃黏膜的屏障功能;某些抗肿瘤药如氟尿嘧啶对快速分裂的细胞如胃肠道黏膜细胞产生明显的细胞毒作用。

(2)应激

严重创伤、大手术、大面积烧伤、颅内病变、败血症及其他严重脏器病变或多器官功能衰竭等均可引起胃黏膜糜烂、出血,严重者发生急性溃疡并大量出血,如烧伤所致者称Curling溃疡、中枢神经系统病变所致者称Cushing溃疡。虽然急性应激引起急性糜烂出血性胃炎的确切机制尚未完全明确,但一般认为应激状态下胃黏膜微循环不能正常运行而造成黏膜缺血、缺氧是发病的重要环节,由此可导致胃黏膜黏液和碳酸氢盐分泌不足、局部前列腺素合成不足、上皮再生能力减弱等改变,胃黏膜屏障因而受损。

(3)乙醇

乙醇具亲酯性和溶脂能力,高浓度乙醇可直接破坏胃黏膜屏障。黏膜屏障的正常保护功能是维持胃腔与胃黏膜内氢离子高梯度状态的重要保证,当上述因素导致胃黏膜屏障破坏,则胃腔内氢离子便会反弥散进入胃黏膜内,从而进一步加重胃黏膜的损害,最终导致胃黏膜糜烂和出血。上述各种因素亦可能导致增加十二指肠液反流入胃腔,其中的胆汁和各种胰酶,参与了胃黏膜屏障的破坏。

4.3.1.2 临床表现和诊断

据研究,对服用NSAID(特别是传统的NSAID如阿司匹林、吲哚美辛等)患者或进行机械通气的危重患者进行胃镜检查,多数可发现胃黏膜急性糜烂出血性的表现,粪便隐血试验亦多呈阳性反应。但这些患者多数症状轻微(如上腹不适或隐痛)或无症状,或症状被原发病掩盖,多数患者亦不发生有临床意义的急性消化道出血。临床上,急性糜烂出血性胃炎患者多以突然发生呕血和(或)黑粪的上消化道出血症状而就诊。据统计在所有上消化道出血病例中由急性糜烂出血性胃炎所致者约占10%~25%,是上消化道出血的常见病因之一。有近期服用NSAID史、严重疾病状态或大量饮酒患者,如发生呕血和(或)黑便,应考虑急性糜烂出血性胃炎的可能,确诊有赖急诊胃镜检查。内镜可见以弥漫分布的多发性糜烂、出血灶和浅表溃疡为特征的急性胃黏膜病损,一般应激所致的胃黏膜病损以胃体、胃底为主,而NSAID或乙醇所致者则以胃窦为主。强调内镜检查宜在出血发生后24~48小时内进行,因病变(特别是NSAID或乙醇引起者)可在短期内消失,延迟胃镜检查可能无法确定出血病因。

4.3.1.3 治疗和预防

对急性糜烂出血性胃炎应针对原发病和病因采取防治措施。对处于急性应激状态的上述严重疾病患者,除积极治疗原发病外,应常规给予抑制胃酸分泌的 H_2 受体拮抗剂或质子泵抑制剂,或具有黏膜保护作用的硫糖铝作为预防措施;对服用 NSAID 的患者应视情况应用 H_2 受体拮抗剂、质子泵抑制剂或米索前列醇预防。对已发生上消化道大出血者,按上消化道出血治疗原则采取综合措施进行治疗,质子泵抑制剂或 H_2 受体拮抗剂静脉给药可促进病变愈合和有助止血,为常规应用药物。

4.3.2 慢性胃炎

慢性胃炎是由各种病因引起的胃黏膜慢性炎症。

4.3.2.1 分类

慢性胃炎的分类方法很多,我国2006年达成的中国慢性胃炎共识意见中采纳了国际上新悉尼系统的分类方法,根据病理组织学改变和病变在胃的分布部位,结合可能病因,将慢性胃炎分成非萎缩性、萎缩性和特殊类型三大类。慢性非萎缩性胃炎是指不伴有胃黏膜萎缩性改变、胃黏膜层见以淋巴细胞和浆细胞为主的慢性炎症细胞浸润的慢性胃炎。根据炎症分布的部位,可再分为胃窦胃炎、胃体胃炎和全胃炎。幽门螺杆菌感染首先发生胃窦胃炎,然后逐渐向胃近端扩展为全胃炎,全胃炎发展与否及发展快慢存在明显的个体差异和地区差异;自身免疫引起的慢性胃炎主要表现为胃体胃炎。慢性萎缩性胃炎是指胃黏膜已发生了萎缩性改变的慢性胃炎。慢性萎缩性胃炎又可再分为多灶萎缩性胃炎和自身免疫性(autoimmune)胃炎两大类。前者萎缩性改变在胃内呈多灶性分布,以胃窦为主,多由幽门螺杆菌感染引起的慢性非萎缩性胃炎发展而来;后者萎缩改变主要位于胃体部,多由自身免疫引起的胃体胃炎发展而来。

4.3.2.2 病因和发病机制

(1) 幽门螺杆菌感染

幽门螺杆菌作为慢性胃炎最主要病因的确立基于如下证据:①绝大多数慢性活动性胃炎患者胃黏膜中可检出幽门螺杆菌;②幽门螺杆菌在胃内的分布与胃内炎症分布一致;③根除幽门螺杆菌可使胃黏膜炎症消退;④从志愿者和动物模型中可复制幽门螺杆菌感染引起的慢性胃炎。幽门螺杆菌具有鞭毛,能在胃内穿过黏液层移向胃黏膜,其所分泌的黏附素能使其贴紧上皮细胞,其释放尿素酶分解尿素产生 NH_3 从而保持细菌周围中性环境,幽门螺杆菌的这些特点有利于其在胃黏膜表面定植。幽门螺杆菌通过上述产氨作用、分泌空泡毒素 A(VacA)等物质而引起细胞损害;其细胞毒素相关基因(cagA)蛋白能引起强烈的炎症反应;其菌体胞壁还可作为抗原诱导免疫反应。这些因素的长期存在导致胃黏膜的慢性炎症。

(2) 饮食和环境因素

长期幽门螺杆菌感染,在部分患者可发生胃黏膜萎缩和肠化生,即发展为慢性多灶萎缩性胃炎。但幽门螺杆菌感染者胃黏膜萎缩和肠化生的发生率存在很大的地区差异,如印度、非洲、东南亚等地人群幽门螺杆菌感染率与日本、韩国、哥伦比亚等国相当甚至更高,但前者胃黏膜萎缩和肠化生发生率却远低于后者。我国地区间的比较也存在类似情况。世界范围的对比研究显示萎缩和肠化生发生率的地区差异大体与地区间胃癌发病率的差异相平行。这提示慢性萎缩性胃炎的发生和发展还涉及幽门螺杆菌感染之外的其他因素。流行病学研究显示,饮食中高盐和缺乏新鲜蔬菜水果与胃黏膜萎缩、肠化生以及胃癌的发生密切相关。

(3) 自身免疫

自身免疫性胃炎以富含壁细胞的胃体黏膜萎缩为主;患者血液中存在自身抗体如壁细胞抗体(PCA),伴恶性贫血者还可查到内因子抗体(IFA);本病可伴有其他自身免疫病如桥本甲状腺炎、白癜风等。上述表现提示本病属自身免疫病。自身抗体攻击壁细胞,使壁细胞总数减少,导致胃酸分泌减少或丧失;内因子抗体与内因子结合,阻碍维生素 B_{12} 吸收不良从而导致恶性贫血。

(4) 其他因素

幽门括约肌功能不全时含胆汁和胰液的十二指肠液反流入胃,可削弱胃黏膜屏障功能。其他外源因素,如酗酒、服用 NSAID 等药物、某些刺激性食物等均可反复损伤胃黏膜。理论上这些因素均可各自或与幽门螺杆菌感染协同作用而引起或加重胃黏膜慢性炎症,但目前尚缺乏系统研究的证据。

4.3.2.3 病理

慢性胃炎的过程是胃黏膜损伤与修复的慢性过程,主要组织病理学特征是炎症、萎缩和肠化生。炎症表现为黏膜层以淋巴细胞和浆细胞为主的慢性炎症细胞浸润,幽门螺杆菌引起的慢性胃炎常见淋巴滤泡形成。当见有中性粒细胞浸润时显示有活动性炎症,称为慢性活动性胃炎,多提示存在幽门螺杆菌感染。慢性炎症过程中出现胃黏膜萎缩,主要表现为胃黏膜固有腺体(幽门腺或泌酸腺)数量减少甚至消失,组织学上有两种萎缩类型:①非化生性萎缩:胃黏膜固有腺体被纤维组织或纤维肌性组织代替或炎症细胞浸润引起固有腺体数量减少;②化生性萎缩:胃黏膜固有腺体被肠化生或假幽门腺化生所替代。萎缩常伴有肠化生,表现为胃固有腺体为肠腺样腺体所代替(AB-PAS 和 HID 黏液染色可将肠化生分成小肠型和大肠型;完全型和不完全型)。慢性胃炎进一步发展,胃上皮或化生的肠上皮在再生过程中发生发育异常,可形成异型增生(dysplasia),表现为细胞异型性和腺体结构的紊乱,异型增生是胃癌的癌前病变。由于大多数慢性胃炎由幽门螺杆菌感染引起,因此病理组织学检查多可发现幽门螺杆菌,幽门螺杆菌主要见于黏液层和胃黏膜上皮表面以及小凹间。在不同类型胃炎上述病理改变在胃内的分布不同。幽门螺杆菌引起的慢性胃炎,炎症弥漫性分布,但以胃窦为重。在多灶萎缩性胃炎,萎缩和肠化生呈多灶性分布,多起始于胃角小弯侧,逐渐波及胃窦,继而胃体,灶性病变亦逐渐融合。在自身免疫性胃炎,萎缩和肠化生主要局限在胃体。为了区分慢性胃炎的类型并了解其严重程度,要求判明病变所累及的部位,并对主要的形态学变化(幽门螺杆菌、活动性、慢性炎症、萎缩、肠化生)按无、轻、中、重进行分级。有异形增生时要注明,按轻度和重度分级。

4.3.2.4 临床表现

由幽门螺杆菌引起的慢性胃炎多数患者无症状;有症状者表现为上腹痛或不适、上腹胀、早饱、嗳气、恶心等消化不良症状,这些症状之有无及严重程度与慢性胃炎的内镜所见及组织病理学改变并无肯定的相关性。自身免疫性胃炎患者可伴有贫血,在典型恶性贫血时除贫血外还可伴有维生素 B_{12} 缺乏的其他临床表现。

4.3.2.5 实验室和其他检查

胃镜及活组织检查并同时取活组织作病理组织学检查是诊断慢性胃炎的最可靠方法。内镜下非萎缩性胃炎可见红斑(点、片状或条状)、黏膜粗糙不平、出血点/斑、黏膜水肿、渗出等基本表现。内镜下萎缩性胃炎有两种类型,即单纯萎缩性胃炎和萎缩性胃炎伴增生。前者主要表现为黏膜红白相间/白相为主、血管显露、色泽灰暗、皱襞变平甚至消失;后者主要表现为黏膜呈颗粒状或结节状。内镜下非萎缩性胃炎和萎缩性胃炎皆可见伴有糜烂(平坦或隆起)、出血、胆汁反流。胃黏膜活组织的组织病理学检查所见已如上述。由于内镜所见与活组织检查的病理表现不尽一致,因此诊断时应两者结合,在充分活检基础上以组织病理学诊断为准。为保证诊断的准确性及对慢性胃炎进行分类,活组织检查宜在多部位取材且标本要够大(达到黏膜肌层),取材多少示病变情况和需要,一般2~5块,胃窦小弯、大弯、胃角及胃体下部小弯是常用的取材部位。

幽门螺杆菌检测活组织病理学检查时可同时检测幽门螺杆菌,并可在内镜检查时再多取1块活组织作快速尿素酶检查以增加诊断的可靠性。根除幽门螺杆菌治疗后,可在胃镜复查时重复上述检查,亦可采用非侵入性检查,有关检查方法。

自身免疫性胃炎的相关检查疑为自身免疫性胃炎者应检测血 PCA 和 IFA,如为该病 PCA 多呈阳性,伴恶性贫血时 IFA 多呈阳性。血清维生素 B_{12} 浓度测定及维生素

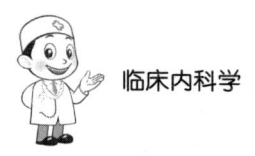

B_{12}吸收试验有助恶性贫血诊断。

血清胃泌素 G17、胃蛋白酶原Ⅰ和Ⅱ测定属于无创性检查,有助判断萎缩是否存在及其分布部位和程度,近年国内已开始在临床试用。胃体萎缩者血清胃泌素 G17 水平显著升高、胃蛋白酶原Ⅰ和(或)胃蛋白酶原Ⅰ/Ⅱ比值下降;胃窦萎缩者血清胃泌素 G17 水平下降、胃蛋白酶原Ⅰ和胃蛋白酶原Ⅰ/Ⅱ比值正常;全胃萎缩者则两者均低。

4.3.2.6 诊断

确诊必须依靠胃镜检查及胃黏膜活组织病理学检查。幽门螺杆菌检测有助于病因诊断。怀疑自身免疫性胃炎应检测相关自身抗体及血清胃泌素。

4.3.2.7 治疗

关于根除幽门螺杆菌对于幽门螺杆菌引起的慢性胃炎是否应常规根除幽门螺杆菌尚缺乏统一意见。成功根除幽门螺杆菌可改善胃黏膜组织学、可预防消化性溃疡及可能降低胃癌发生的危险性、少部分患者消化不良症状也可取得改善。2006 年中国慢性胃炎共识意见,建议根除幽门螺杆菌特别适用于:①伴有胃黏膜糜烂、萎缩及肠化生、异型增生者;②有消化不良症状者;③有胃癌家族史者。

关于消化不良症状的治疗有消化不良症状而伴有慢性胃炎的患者,症状与慢性胃炎之间并不存在明确的关系,因此症状治疗事实上属于功能性消化不良的经验性治疗,抑酸或抗酸药、促胃肠动力药、胃黏膜保护药、中药均可试用,这些药物除对症治疗作用外,对胃黏膜上皮修复及炎症也可能有一定作用。

自身免疫性胃炎的治疗目前尚无特异治疗,有恶性贫血时注射维生素 B_{12} 后贫血可获纠正。

异型增生的治疗异型增生是胃癌的癌前病变,应予高度重视。对轻度异型增生除给予上述积极治疗外,关键在于定期随访。对肯定的重度异型增生则宜予预防性手术,目前多采用内镜下胃黏膜切除术。

4.3.2.8 预后

感染幽门螺杆菌后少有自发清除,因此慢性胃炎常长期持续存在,少部分慢性非萎缩性胃炎可发展为慢性多灶萎缩性胃炎。极少数慢性多灶萎缩性胃炎经长期演变可发展为胃癌。流行病学研究显示,慢性多灶萎缩性胃炎患者发生胃癌的危险明显高于普通人群。由幽门螺杆菌感染引起的胃炎约 15%~20% 会发生消化性溃疡。幽门螺杆菌感染引起的慢性胃炎还偶见发生胃黏膜相关淋巴组织淋巴瘤者。在不同地区人群中的不同个体感染幽门螺杆菌的后果如此不同,被认为是细菌、宿主和环境因素三者相互作用的结果,但对其具体机制至今尚未完全明了。

4.4 消化性溃疡

4.4.1 概述

消化性溃疡主要指发生在胃和十二指肠的慢性溃疡,即胃溃疡(GU)和十二指肠溃疡(DU),因溃疡形成与胃酸/胃蛋白酶的消化作用有关而得名。溃疡的黏膜缺损超过黏膜肌层,不同于糜烂。

4.4.2 病因和发病机制

在正常生理情况下,胃十二指肠黏膜经常接触有强侵蚀力的胃酸和在酸性环境下被激活、能水解蛋白质的胃蛋白酶,此外,还经常受摄入的各种有害物质的侵袭,但却能抵御这些侵袭因素的损害,维持黏膜的完整性,这是因为胃十二指肠黏膜具有一系列防御和修复机制。目前认为,胃十二指肠黏膜的这一完善而有效的防御和修复机制,足以抵抗胃酸/胃蛋白酶的侵蚀。一般而言,只有当某些因素损害了这一机制才可能发生胃酸/胃蛋白酶侵蚀黏膜而导致溃疡形成。近年的研究已经明确,幽门螺杆菌和非甾体抗炎药是损害胃十二指肠黏膜屏障从而导致消化性溃疡发病的最常见病因。少见的特殊情况,当过度胃酸分泌远远超过黏膜的防御和修复作用也可能导致消化性溃疡发生。现将这些病因及其导致溃疡发生的机制分述如下:

4.4.2.1 幽门螺杆菌

确认幽门螺杆菌为消化性溃疡的重要病因主要基于两方面的证据:①消化性溃疡患者的幽门螺杆菌检出率显著高于对照组的普通人群,在 DU 的检出率约为 90%、GU 约为 70%~800%(幽门螺杆菌阴性的消化性溃疡患者往往能找到 NSAID 服用史等其他原因);②大量临床研究肯定,成功根除幽门螺杆菌后溃疡复发率明显下降,用常规抑酸治疗后愈合的溃疡年复发率 50%~70%,而根除幽门螺杆菌可使溃疡复发率降至 5%以下,这就表明去除病因后消化性溃疡可获治愈。至于何以在感染幽门螺杆菌的人群中仅有少部分人(约 15%)发生消化性溃疡,一般认为,这是幽门螺杆菌、宿主和环境因素三者相互作用的不同结果。幽门螺杆菌感染导致消化性溃疡发病的确切机制尚未阐明。目前比较普遍接受的一种假说试图将幽门螺杆菌、宿主和环境 3 个因素在 DU 发病中的作用统一起来。该假说认为,胆酸对幽门螺杆菌生长具有强烈的抑制作用,因此正常情况下幽门螺杆菌无法在十二指肠生存,十二指肠球部酸负荷增加是 DU 发病的重要环节,因为酸可使结合胆酸沉淀,从而有利于幽门螺杆菌在十二指肠球部生长。幽门螺杆菌只能在胃上皮组织定植,因此在十二指肠球部存活的幽门螺杆菌只有当十二指肠球部发生胃上皮化生才能定植下来,而据认为十二指肠球部的胃上皮化生是十二指肠对酸负荷的一种代偿反应。十二指肠球部酸负荷增加的原因,一方面与幽门螺杆菌感染引起慢性胃窦炎有关,幽门螺杆菌感染直接或间接作用于胃窦 D、G 细胞,削弱了胃酸分泌的负反馈调节,从而导致餐后胃酸分泌增加;另一方面,吸烟、应激和遗传等因素均与胃酸分泌增加有关。定植在十二指肠球部的幽门螺杆菌引起十二指肠炎症,炎症削弱了十二指肠黏膜的防御和修复功能,在胃酸/胃蛋白酶的侵蚀下最终导致 DU 发生。十二指肠炎症同时导致十二指肠黏膜分泌碳酸氢盐减少,间接增加十二指肠的酸负荷,进一步促进 DU 的发生和发展过程。对幽门螺杆菌引起 GU 的发病机制研究较少,一般认为是幽门螺杆菌感染引起的胃黏膜炎症削弱了胃黏膜的屏障功能,胃溃疡好发于非泌酸区与泌酸区交界处的非泌酸区侧,反映了胃酸对屏障受损的胃黏膜的侵蚀作用。

4.4.2.2 非甾体抗炎药

NSAID 是引起消化性溃疡的另一个常见病因。大量研究资料显示,服用 NSAID 患者发生消化性溃疡及其并发症的危险性显著高于普通人群。临床研究报道,在长期服用 NSAID 患者中约 10%～25% 可发现胃或十二指肠溃疡,约有 1%～4% 患者发生出血、穿孔等溃疡并发症。NSAID 引起的溃疡以 GU 较 DU 多见。溃疡形成及其并发症发生的危险性除与服用 NSAID 种类、剂量、疗程有关外,尚与高龄、同时服用抗凝血药、糖皮质激素等因素有关。NSAID 通过削弱黏膜的防御和修复功能而导致消化性溃疡发病,损害作用包括局部作用和系统作用两方面,系统作用是主要致溃疡机制,主要是通过抑制环氧合酶(COX)而起作用。COX 是花生四烯酸合成前列腺素的关键限速酶,COX 有两种异构体,即结构型 COX-1 和诱生型 COX-2。COX-1 在组织细胞中恒量表达,催化生理性前列腺素合成而参与机体生理功能调节;COX-2 主要在病理情况下由炎症刺激诱导产生,促进炎症部位前列腺素的合成。传统的 NSAID 如阿司匹林、吲哚美辛等旨在抑制 COX-2 而减轻炎症反应,但特异性差,同时抑制了 COX-1,导致胃肠黏膜生理性前列腺素 E 合成不足。后者通过增加黏液和碳酸氢盐分泌、促进黏膜血流增加、细胞保护等作用在维持黏膜防御和修复功能中起重要作用。NSAID 和幽门螺杆菌是引起消化性溃疡发病的两个独立因素,至于两者是否有协同作用则尚无定论。

4.4.2.3 胃酸和胃蛋白酶

消化性溃疡的最终形成是由于胃酸/胃蛋白酶对黏膜自身消化所致。因胃蛋白酶活性是 pH 依赖性的,在 pH >4 时便失去活性,因此在探讨消化性溃疡发病机制和治疗措施时主要考虑胃酸。无酸情况下罕有溃疡发生以及抑制胃酸分泌药物能促进溃疡愈合的事实均确证胃酸在溃疡形成过程中的决定性作用,是溃疡形成的直接原因。胃酸的这一损害作用一般只有在正常黏膜防御和修复功能遭受破坏时才能发生。DU 患者中约有 1/3 存在五肽胃泌素刺激的最大酸排量(MAO)增高,其余患者 MAO 多在正常高值,DU 患者胃酸分泌增高的可能因素及其在 DU 发病中的间接及直接作用已如前述。GU 患者基础酸排量(BAO)及 MAO 多属正常或偏低,对此,可能解释为 GU 患者多伴多灶萎缩性胃炎,因而胃体壁细胞泌酸功能已受影响,而 DU 患者多为慢性胃窦炎,胃体黏膜未受损或受损轻微因而仍能保持旺盛的泌酸能力。少见的特殊情况如胃泌素瘤患者,极度增加的胃酸分泌的攻击作用远远超过黏膜的防御作用,而成为溃疡形成的起始因素。近年来非幽门螺杆菌、非 NSAID(也非胃泌素瘤)相关的消化性溃疡报道有所增加,这类患者病因未明,是否与高酸分泌有关尚有待研究。

4.4.2.4　其他因素

下列因素与消化性溃疡发病有不同程度的关系:①吸烟:吸烟者消化性溃疡发生率比不吸烟者高,吸烟影响溃疡愈合和促进溃疡复发。吸烟影响溃疡形成和愈合的确切机制未明,可能与吸烟增加胃酸分泌、减少十二指肠及胰腺碳酸氢盐分泌、影响胃十二指肠协调运动、黏膜损害性氧自由基增加等因素有关。②遗传:遗传因素曾一度被认为是消化性溃疡发病的重要因素,但随着幽门螺杆菌在消化性溃疡发病中的重要作用得到认识,遗传因素的重要性受到挑战。例如消化性溃疡的家族史可能是幽门螺杆菌感染的"家庭聚集"现象;O 型血胃上皮细胞表面表达更多黏附受体而有利于幽门螺杆菌定植。因此,遗传因素的作用尚有待进一步研究。③急性应激可引起应激性溃疡已是共识。但在慢性溃疡患者,情绪应激和心理障碍的致病作用却无定论。临床观察发现长期精神紧张、过劳,确实易使溃疡发作或加重,但这多在慢性溃疡已经存在时发生,因此情绪应激可能主要起诱因作用,可能通过神经内分泌途径影响胃十二指肠分泌、运动和黏膜血流的调节。④胃十二指肠运动异常:研究发现部分 DU 患者胃排空增快,这可使十二指肠球部酸负荷增大,部分 GU 患者有胃排空延迟,这可增加十二指肠液反流入胃,加重胃黏膜屏障损害。但目前认为,胃肠运动障碍不大可能是原发病因,但可加重幽门螺杆菌或 NSAID 对黏膜的损害。

概言之,消化性溃疡是一种多因素疾病,其中幽门螺杆菌感染和服用 NSAID 是已知的主要病因,溃疡发生是黏膜侵袭因素和防御因素失平衡的结果,胃酸在溃疡形成中起关键作用。

4.4.3 病理

DU多发生在球部,前壁比较常见;GU多在胃角和胃窦小弯。组织学上,GU大多发生在幽门腺区(胃窦)与泌酸腺区(胃体)交界处的幽门腺区一侧。幽门腺区黏膜可随年龄增长而扩大(假幽门腺化生和肠化生),使其与泌酸腺区之交界线上移,故老年患者GU的部位多较高。溃疡一般为单个,也可多个,呈圆形或椭圆形。DU直径多小于10mm,GU要比DU稍大。亦可见到直径大于2cm的巨大溃疡。溃疡边缘光整、底部洁净,由肉芽组织构成,上面覆盖有灰白色或灰黄色纤维渗出物。活动性溃疡周围黏膜常有炎症水肿。溃疡浅者累及黏膜肌层,深者达肌层甚至浆膜层,溃破血管时引起出血,穿破浆膜层时引起穿孔。溃疡愈合时周围黏膜炎症、水肿消退,边缘上皮细胞增生覆盖溃疡面,其下的肉芽组织纤维转化,变为瘢痕,瘢痕收缩使周围黏膜皱襞向其集中。

4.4.4 临床表现

上腹痛是消化性溃疡的主要症状,但部分患者可无症状或症状较轻以至不为患者所注意,而以出血、穿孔等并发症为首发症状。典型的消化性溃疡有如下临床特点:①慢性过程,病史可达数年至数十年;②周期性发作,发作与自发缓解相交替,发作期可为数周或数月,缓解期亦长短不一,短者数周、长者数年;发作常有季节性,多在秋冬或冬春之交发病,可因精神情绪不良或过劳而诱发;③发作时上腹痛呈节律性,表现为空腹痛即餐后2~4小时或(及)午夜痛,腹痛多为进食或服用抗酸药所缓解,典型节律性表现在DU多见。

症状 上腹痛为主要症状,性质多为灼痛,亦可为钝痛、胀痛、剧痛或饥饿样不适感。多位于中上腹,可偏右或偏左。一般为轻至中度持续性痛。疼痛常有典型的节律性如上述。腹痛多在进食或服用抗酸药后缓解。部分患者无上述典型表现的疼痛,而仅表现为无规律性的上腹隐痛或不适。具或不具典型疼痛者均可伴有反酸、嗳气、上腹胀等症状。

体征 溃疡活动时上腹部可有局限性轻压痛,缓解期无明显体征。

4.4.5 特殊类型的消化性溃疡

复合溃疡 指胃和十二指肠同时发生的溃疡。DU往往先于GU出现。幽门梗阻发生率较高。

幽门管溃疡 幽门管位于胃远端,与十二指肠交界,长约2cm。幽门管溃疡与DU

相似,胃酸分泌一般较高。幽门管溃疡上腹痛的节律性不明显,对药物治疗反应较差,呕吐较多见,较易发生幽门梗阻、出血和穿孔等并发症。

球后溃疡 DU 大多发生在十二指肠球部,发生在球部远段十二指肠的溃疡称球后溃疡。多发生在十二指肠乳头的近端。具 DU 的临床特点,但午夜痛及背部放射痛多见,对药物治疗反应较差,较易并发出血。

巨大溃疡指直径大于 2cm 的溃疡。对药物治疗反应较差、愈合时间较慢,易发生慢性穿透或穿孔。胃的巨大溃疡注意与恶性溃疡鉴别。

老年人消化性溃疡近年老年人发生消化性溃疡的报道增多。临床表现多不典型,GU 多位于胃体上部甚至胃底部、溃疡常较大,易误诊为胃癌。

无症状性溃疡约 15% 消化性溃疡患者可无症状,而以出血、穿孔等并发症为首发症状。可见于任何年龄,以老年人较多见;NSAID 引起的溃疡近半数无症状。

4.4.6 实验室和其他检查

4.4.6.1 胃镜检查

是确诊消化性溃疡首选的检查方法。胃镜检查不仅可对胃十二指肠黏膜直接观察、摄像,还可在直视下取活组织作病理学检查及幽门螺杆菌检测,因此胃镜检查对消化性溃疡的诊断及胃良、恶性溃疡鉴别诊断的准确性高于 X 线钡餐检查。例如:在溃疡较小或较浅时钡餐检查有可能漏诊;钡餐检查发现十二指肠球部畸形可有多种解释;活动性上消化道出血是钡餐检查的禁忌证;胃的良、恶性溃疡鉴别必须由活组织检查来确定。内镜下消化性溃疡多呈圆形或椭圆形,也有呈线形,边缘光整,底部覆有灰黄色或灰白色渗出物,周围黏膜可有充血、水肿,可见皱襞向溃疡集中。内镜下溃疡可分为活动期(A)、愈合期(H)和瘢痕期(S)三个病期,其中每个病期又可分为 1 和 2 两个阶段。

4.4.6.2 X 线钡餐检查

适用于对胃镜检查有禁忌或不愿接受胃镜检查者。溃疡的 X 线征象有直接和间接两种:龛影是直接征象,对溃疡有确诊价值;局部压痛、十二指肠球部激惹和球部畸形、胃大弯侧痉挛性切迹均为间接征象,仅提示可能有溃疡。

4.4.7 诊断和鉴别诊断

慢性病程、周期性发作的节律性上腹疼痛,且上腹痛可为进食或抗酸药所缓解的临床表现是诊断消化性溃疡的重要临床线索。但应注意,一方面有典型溃疡样上腹痛症状者不一定是消化性溃疡;另一方面部分消化性溃疡患者症状可不典型甚至无症状,因此单纯依靠病史难以做出可靠诊断。确诊有赖胃镜检查。X线钡餐检查发现龛影亦有确诊价值。鉴别诊断本病主要临床表现为慢性上腹痛,当仅有病史和体检资料时,需与其他有上腹痛症状的疾病如肝、胆、胰、肠疾病和胃的其他疾病相鉴别。功能性消化不良临床常见且临床表现与消化性溃疡相似,应注意鉴别。如作胃镜检查,可确定有无胃、十二指肠溃疡存在。

胃镜检查如见胃、十二指肠溃疡,应注意与引起胃十二指肠溃疡的少见特殊病因或以溃疡为主要表现的胃十二指肠肿瘤鉴别。其中,与胃癌、胃泌素瘤的鉴别要点如下:

4.4.7.1 胃癌

内镜或X线检查见到胃的溃疡,必须进行良性溃疡(胃溃疡)与恶性溃疡(胃癌)的鉴别。Ⅲ型(溃疡型)早期胃癌单凭内镜所见与良性溃疡鉴别有困难,放大内镜和染色内镜对鉴别有帮助,但最终必须依靠直视下取活组织检查鉴别。恶性溃疡的内镜特点为:①溃疡形状不规则,一般较大;②底凹凸不平、苔污秽;③边缘呈结节状隆起;④周围皱襞中断;⑤胃壁僵硬、蠕动减弱(X线钡餐检查亦可见上述相应的X线征)。活组织检查可以确诊,但必须强调,对于怀疑胃癌而一次活检阴性者,必须在短期内复查胃镜进行再次活检;即使内镜下诊断为良性溃疡且活检阴性,仍有漏诊胃癌的可能,因此对初诊为胃溃疡者,必须在完成正规治疗的疗程后进行胃镜复查,胃镜复查溃疡缩小或愈合不是鉴别良、恶性溃疡的最终依据,必须重复活检加以证实。

4.4.7.2 胃泌素瘤

亦称 Zollinger - Ellison 综合征,是胰腺非β细胞瘤分泌大量胃泌素所致。肿瘤往往很小(<1cm),生长缓慢,半数为恶性。大量胃泌素可刺激壁细胞增生,分泌大量胃酸,使上消化道经常处于高酸环境,导致胃、十二指肠球部和不典型部位(十二指肠降段、横段、甚或空肠近端)发生多发性溃疡。胃泌素瘤与普通消化性溃疡的鉴别要点是该病溃疡发生于不典型部位,具难治性特点,有过高胃酸分泌(BAO 和 MAO 均明显升高,且 BAO/MAO >60%)及高空腹血清胃泌素(>200pg/ml,常 >500pg/ml)。

4.4.8 并发症

出血溃疡侵蚀周围血管可引起出血。出血是消化性溃疡最常见的并发症,也是上消化道大出血最常见的病因(约占所有病因的50%)。

穿孔溃疡病灶向深部发展穿透浆膜层则并发穿孔。溃疡穿孔临床上可分为急性、亚急性和慢性三种类型,以第一种常见。急性穿孔的溃疡常位于十二指肠前壁或胃前壁,发生穿孔后胃肠的内容物漏入腹腔而引起急性腹膜炎,有关诊断和治疗详见《外科学》。十二指肠或胃后壁的溃疡深至浆膜层时已与邻近的组织或器官发生粘连,穿孔时胃肠内容物不流入腹腔,称为慢性穿孔,又称为穿透性溃疡。这种穿透性溃疡改变了腹痛规律,变得顽固而持续,疼痛常放射至背部。邻近后壁的穿孔或游离穿孔较小,只引起局限性腹膜炎时称亚急性穿孔,症状较急性穿孔轻而体征较局限,且易漏诊。

幽门梗阻主要是由 DU 或幽门管溃疡引起。溃疡急性发作时可因炎症水肿和幽门部痉挛而引起暂时性梗阻,可随炎症的好转而缓解;慢性梗阻主要由于瘢痕收缩而呈持久性。幽门梗阻临床表现为:餐后上腹饱胀、上腹疼痛加重,伴有恶心、呕吐,大量呕吐后症状可以改善。呕吐物含发酵酸性宿食,严重呕吐可致失水和低氯低钾性碱中毒,可发生营养不良和体重减轻。体检可见胃型和胃蠕动波,清晨空腹时检查胃内有振水声,进一步作胃镜或 X 线钡剂检查可确诊。

癌变少数 GU 可发生癌变,DU 则否。GU 癌变发生于溃疡边缘,据报道癌变率在 1% 左右。长期慢性 GU 病史、年龄在 45 岁以上、溃疡顽固不愈者应提高警惕。对可疑癌变者,在胃镜下取多点活检做病理检查;在积极治疗后复查胃镜,直到溃疡完全愈合,必要时定期随访复查。

4.4.9 治疗

治疗的目的是消除病因、缓解症状、愈合溃疡、防止复发和防治并发症。针对病因的治疗如根除幽门螺杆菌,有可能彻底治愈溃疡病,是近年消化性溃疡治疗的一大进展。

一般治疗生活要有规律,避免过度劳累和精神紧张。注意饮食规律,戒烟、酒。服用 NSAID 者尽可能停用,即使未用亦要告诫患者今后慎用。

治疗消化性溃疡的药物及其应用治疗消化性溃疡的药物可分为抑制胃酸分泌的药物和保护胃黏膜的药物两大类,主要起缓解症状和促进溃疡愈合的作用,常与根除幽门螺杆菌治疗配合使用。现就这些药物的作用机制及临床应用分别简述如下:①抑制胃酸药物溃疡的愈合与抑酸治疗的强度和时间成正比。抗酸药具中和胃酸作用,可迅速缓解疼痛症状,但一般剂量难以促进溃疡愈合,故目前多作为加强止痛的辅助治疗。H_2 受体拮抗剂(H_2RA)可抑制基础及刺激的胃酸分泌,以前一作用为主,而后一作用不如 PPI 充分。使用推荐剂量各种 H_2RA 溃疡愈合率相近,不良反应发生率均低。西咪替丁可通过血脑屏障,偶有精神异常不良反应;与雄性激素受体结合而影响

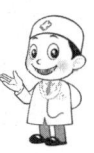

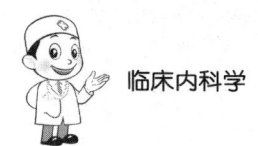

性功能;经肝细胞色素 P(450)代谢而延长华法林、苯妥英钠、茶碱等药物的肝内代谢。雷尼替丁、法莫替丁和尼扎替丁上述不良反应较少。已证明 H_2RA 全日剂量于睡前顿服的疗效与1日2次分服相仿。由于该类药物价格较 PPI 便宜,临床上特别适用于根除幽门螺杆菌疗程完成后的后续治疗,及某些情况下预防溃疡复发的长程维持治疗。质子泵抑制剂(PPI)作用于壁细胞胃酸分泌终末步骤中的关键酶 H^+-K^+ATP 酶,使其不可逆失活,因此抑酸作用比 H_2RA 更强且作用持久。与 H_2RA 相比,PPI 促进溃疡愈合的速度较快、溃疡愈合率较高,因此特别适用于难治性溃疡或 NSAID 溃疡患者不能停用 NSAID 时的治疗。对根除幽门螺杆菌治疗,PPI 与抗生素的协同作用较 H_2RA 好,因此是根除幽门螺杆菌治疗方案中最常用的基础药物。使用推荐剂量的各种 PPI,对消化性溃疡的疗效相仿,不良反应均少;②保护胃黏膜药物硫糖铝和胶体铋目前已少用做治疗消化性溃疡的一线药物。枸橼酸铋钾(胶体次枸橼酸铋)因兼有较强抑制幽门螺杆菌作用,可作为根除幽门螺杆菌联合治疗方案的组分,但要注意此药不能长期服用,因会过量蓄积而引起神经毒性。米索前列醇具有抑制胃酸分泌、增加胃十二指肠黏膜的黏液及碳酸氢盐分泌和增加黏膜血流等作用,主要用于 NSAID 溃疡的预防,腹泻是常见不良反应,因会引起子宫收缩故孕妇忌服。

根除幽门螺杆菌治疗对幽门螺杆菌感染引起的消化性溃疡,根除幽门螺杆菌不但可促进溃疡愈合,而且可预防溃疡复发,从而彻底治愈溃疡。因此,凡有幽门螺杆菌感染的消化性溃疡,无论初发或复发、活动或静止、有无并发症,均应予以根除幽门螺杆菌治疗。①根除幽门螺杆菌的治疗方案已证明在体内具有杀灭幽门螺杆菌作用的抗生素有克拉霉素、阿莫西林、甲硝唑(或替硝唑)、四环素、呋喃唑酮、某些喹诺酮类如左氧氟沙星等。PPI 及胶体铋体内能抑制幽门螺杆菌,与上述抗生素有协同杀菌作用。目前尚无单一药物可有效根除幽门螺杆菌,因此必须联合用药。应选择幽门螺杆菌根除率高的治疗方案力求一次根除成功。研究证明以 PPI 或胶体铋为基础加上两种抗生素的三联治疗方案有较高根除率。这些方案中,以 PPI 为基础的方案所含 PPI 能通过抑制胃酸分泌提高口服抗生素的抗菌活性从而提高根除率,再者 PPI 本身具有快速缓解症状和促进溃疡愈合作用;因此是临床中最常用的方案。而其中,又以 PPI 加克拉霉素再加阿莫西林或甲硝唑的方案根除率最高。幽门螺杆菌根除失败的主要原因是患者的服药依从性问题和幽门螺杆菌对治疗方案中抗生素的耐药性。因此,在选择治疗方案时要了解所在地区的耐药情况,近年世界不少国家和我国一些地区幽门螺杆菌对甲硝唑和克拉霉素的耐药率在增加,应引起注意。呋喃唑酮(200mg/d,分2次)耐药性少见、价廉,国内报道用呋喃唑酮代替克拉霉素或甲硝唑的三联疗法亦可取得较高的根除率,但要注意呋喃唑酮引起的周围神经炎和溶血性贫血等不良反应。治疗失败后的再治疗比较困难,可换用另外两种抗生素(阿莫西林原发和继发耐药均极少见,可以不换)如 PPI 加左氧氟沙星(500mg/d,每天 1 次)和阿莫西林,或采用 PPI 和胶体铋合用再加四环素(1500mg/d,每天 2 次)和甲硝唑的四联疗法;②根除幽门螺杆菌治疗结束后的抗溃疡治疗在根除幽门螺杆菌疗程结束后,继续给予一个常规疗程的抗溃疡治疗(如 DU 患者予 PPI 常规剂量、每日 1 次、总疗程 2~4 周,或 H_2RA 常规剂量、疗程 4~6 周;GU 患者 PP1 常规剂量、每日 1 次、总疗程 4~6 周,或 H_2RA 常规剂量、疗程 6~8 周)是最理想的。这在有并发症或溃疡面积大的患者尤为必要,但对无并发症且根除治疗结束时症状已得到完全缓解者,也可考虑停药以节省药物费用。③根除幽门螺杆菌治疗后复查治疗后应常规复查幽门螺杆菌是否已被根除,复查应在根除幽门螺杆菌治疗结束至少 4 周后进行,且在检查前停用 PPI 或铋剂 2 周,否则会出现假阴性。

　　NSAID 溃疡的治疗、复发预防及初始预防对服用 NSAID 后出现的溃疡,如情况允许应立即停用 NSAID,如病情不允许可换用对黏膜损伤少的 NSAID 如特异性 COX-2 抑制剂(如塞来昔布)。对停用 NSAID 者,可予常规剂量常规疗程的 H_2RA 或 PPI 治疗;对不能停用 NSAID 者,应选用 PPI 治疗(H_2RA 疗效差)。因幽门螺杆菌和 NSAID 是引起溃疡的两个独立因素,因此应同时检测幽门螺杆菌,如有幽门螺杆菌感染应同时根除幽门螺杆菌。溃疡愈合后,如不能停用 NSAID,无论幽门螺杆菌阳性还是阴性都必须继续 PPI 或米索前列醇长程维持治疗以预防溃疡复发。对初始使用 NSAID 的患者是否应常规给药预防溃疡的发生仍有争论。已明确的是,对于发生 NSAID 溃疡并发症的高危患者,如既往有溃疡病史、高龄、同时应用抗凝血药(包括低剂量的阿司匹林)或糖皮质激素者,应常规予抗溃疡药物预防,目前认为 PPI 或米索前列醇预防效果较好。

　　溃疡复发的预防。有效根除幽门螺杆菌及彻底停服 NSAID,可消除消化性溃疡的两大常见病因,因而能大大减少溃疡复发。对溃疡复发同时伴有幽门螺杆菌感染复发(再感染或复燃)者,可予根除幽门螺杆菌再治疗。下列情况则需用长程维持治疗来预防溃疡复发:①不能停用 NSAID 的溃疡患者,无论幽门螺杆菌阳性还是阴性(如前述);②幽门螺杆菌相关溃疡,幽门螺杆菌感染未能被根除;③幽门螺杆菌阴性的溃疡(非幽门螺杆菌、非 NSAID 溃疡);④幽门螺杆菌相关溃疡,幽门螺杆菌虽已被根除,但曾有严重并发症的高龄或有严重伴随病患者。长程维持治疗一般以 H_2RA 或 PPI 常规剂量的半量维持,而 NSAID 溃疡复发的预防多用 PPI 或米索前列醇,已如前述。

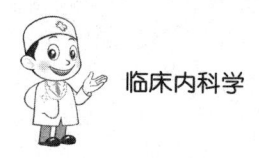

外科手术指征由于内科治疗的进展,目前外科手术主要限于少数有并发症者,包括:①大量出血经内科治疗无效;②急性穿孔;③瘢痕性幽门梗阻;④胃溃疡癌变;⑤严格内科治疗无效的顽固性溃疡。

4.5 胃癌

4.5.1 概述

胃癌约占胃恶性肿瘤的95%以上。每年新诊断的癌症病例数中,胃癌位居第四位,在癌症病死率中排列第二位。2000年全球新诊断出胃癌876341例,病死人数646567例。虽然胃癌全球总发病率有所下降,但2/3胃癌病例分布在发展中国家,尤以日本、中国及其他东亚国家高发。该病在我国仍是最常见的恶性肿瘤之一,死亡率下降并不明显。男性胃癌的发病率和死亡率高于女性,男女之比约为2:1。发病年龄以中老年居多,35岁以下较低,55～70岁为高发年龄段。

4.5.2 病因和发病机制

胃癌的发生是一个多步骤、多因素进行性发展的过程。在正常情况下,胃黏膜上皮细胞的增殖和凋亡之间保持动态平衡。这种平衡的维持有赖于癌基因、抑癌基因及一些生长因子的共同调控。此外,环氧合酶-2(cyclooxygenase-2,COX-2)在胃癌发生过程中亦有重要作用。与胃癌发生相关的癌基因包括:γαs基因、bcι-2;抑癌基因包括:野生型P53、APC、DC2、MCC等;生长因子包括:表皮生长因子(EGF)、转化生长因子-α(TGFα)等。这种平衡一旦破坏,即癌基因被激活,抑癌基因被抑制,生长因子参与以及DNA微卫星不稳定,使胃上皮细胞过度增殖又不能启动凋亡信号,则可能逐渐进展为胃癌。多种因素会影响上述调控体系,共同参与胃癌的发生。

环境和饮食因素第一代到美国的日本移民胃癌发病率下降约25%,第二代下降约50%,至第三代发生胃癌的危险性与当地美国居民相当。故环境因素在胃癌发生中起重要作用。某些环境因素,如火山岩地带、高泥炭土壤、水土含硝酸盐过多、微量元素比例失调或化学污染可直接或间接经饮食途径参与胃癌的发生。流行病学研究提示,多吃新鲜水果和蔬菜、使用冰箱及正确贮藏食物,可降低胃癌的发生。经常食用霉变食品、咸菜、腌制烟熏食品,以及过多摄入食盐,可增加危险性。长期食用含硝酸盐较高的食物后,硝酸盐在胃内被细菌还原成亚硝酸盐,再与胺结合生成致癌物亚硝胺。此外,慢性胃炎及胃部分切除者胃酸分泌减少有利于胃内细菌繁殖。老年人因泌酸腺体萎缩常有胃酸分泌不足,有利于细菌生长。胃内增加的细菌可促进亚硝酸盐类致癌物质产生,长期作用于胃黏膜将导致癌变。

幽门螺杆菌感染幽门螺杆菌(Hp)感染与胃癌的关系已引起关注。Hp 感染与胃癌有共同的流行病学特点,胃癌高发区人群 Hp 感染率高;Hp 抗体阳性人群发生胃癌的危险性高于阴性人群;日本曾报告 132 例早期胃癌患者作局部黏膜切除后随访 66 个月,发现 65 例同时根治 Hp 的患者无新癌灶出现,而未作根治的 67 例中有 9 例胃内有新癌灶;在实验室中,Hp 直接诱发蒙古沙鼠发生胃癌取得成功。1994 年 WHO 宣布 Hp 是人类胃癌的 I 类致癌原。胃癌可能是 Hp 长期感染与其他因素共同作用的结果,其中 Hp 可能起先导作用。Hp 诱发胃癌的可能机制有:Hp 导致的慢性炎症有可能成为一种内源性致突变原;Hp 可以还原亚硝酸盐,N-亚硝基化合物是公认的致癌物;Hp 的某些代谢产物促进上皮细胞变异。

遗传因素胃癌有明显的家族聚集倾向,家族发病率高于人群 2~3 倍。最著名的 Bonaparte 家族例子很好地说明了遗传因素在胃癌发病中的作用,拿破仑、他的父亲和祖父都死于胃癌。浸润型胃癌有更高的家族发病倾向,提示该型与遗传因素有关。一般认为遗传素质使致癌物质对易感者更易致癌。

癌前状态胃癌的癌前状态分为癌前疾病和癌前病变,前者是指与胃癌相关的胃良性疾病,有发生胃癌的危险性,后者是指较易转变为癌组织的病理学变化。

4.5.3 临床表现

早期胃癌多无症状,或者仅有一些非特异性消化道症状。因此,仅凭临床症状,诊断早期胃癌十分困难。

进展期胃癌最早出现的症状是上腹痛,常同时伴有食欲缺乏,厌食,体重减轻。腹痛可急可缓,开始仅为上腹饱胀不适,餐后更甚,继之有隐痛不适,偶呈节律性溃疡样疼痛,但这种疼痛不能被进食或服用制酸剂缓解。患者常有早饱感及软弱无力。早饱感是指患者虽感饥饿,但稍一进食即感饱胀不适。早饱感或呕吐是胃壁受累的表现,皮革胃或部分梗阻时这种症状尤为突出。

胃癌发生并发症或转移时可出现一些特殊症状,贲门癌累及食管下段时可出现吞咽困难。并发幽门梗阻时可有恶心呕吐,溃疡型胃癌出血时可引起呕血或黑粪,继之出现贫血。胃癌转移至肝脏可引起右上腹痛,黄疸或发热;转移至肺可引起咳嗽、呃逆、咯血,累及胸膜可产生胸腔积液而发生呼吸困难;肿瘤侵及胰腺时,可出现背部放射性疼痛。

早期胃癌无明显体征,进展期在上腹部可扪及肿块,有压痛。肿块多位于上腹偏右相当于胃窦处。如肿瘤转移至肝脏可致肝脏肿大及出现黄疸,甚至出现腹水。腹膜有转移时也可发生腹水,移动性浊音阳性。侵犯门静脉或脾静脉时有脾脏增大。有远处淋巴结转移时可扪及 Virchow 淋巴结,质硬不活动。肛门指检在直肠膀胱凹陷可扪及一板样肿块。

一些胃癌患者可以出现副癌综合征,包括反复发作的表浅性血栓静脉炎及过度色素沉着;黑棘皮症,皮肤褶皱处有过度色素沉着,尤其是双腋下;皮肌炎、膜性肾病、累及感觉和运动通路的神经肌肉病变等。

4.5.4 治疗

4.5.4.1 手术治疗

外科手术切除加区域淋巴结清扫是目前治疗胃癌的手段。胃切除范围可分为近端胃切除、远端胃切除及全胃切除,切除后分别用 Billroth Ⅰ、Billroth Ⅱ 及 Roux-en-Y 式重建消化道连续性。目前国内普遍将 D$\downarrow$2 手术作为进展期胃癌淋巴结清扫的标准手术。手术效果取决于胃癌的分期、浸润的深度和扩散范围。对那些无法通过手术治愈的患者,部分切除仍然是缓解症状最有效的手段,特别是有梗阻的患者,术后有 50% 的人症状能缓解。因此,即使是进展期胃癌,如果无手术禁忌证或远处转移,应尽可能手术切除。

4.5.4.2 内镜下治疗

早期胃癌可在内镜下行电凝切除或剥离切除术(EMR 或 EPMR)。由于早期胃癌可能有淋巴结转移,故需对切除的癌变息肉进行病理检查,如癌变累及到根部或表浅型癌肿侵袭到黏膜下层,需追加手术治疗。

4.5.4.3 化学治疗

早期胃癌且不伴有任何转移灶者,手术后一般不需要化疗。胃癌对化疗并不敏感,目前应用的多种药物以及多种给药方案的总体疗效评价很不理想,尚无标准方案。化疗失败与癌细胞对化疗药物产生耐药性或多药耐药性(multi-drug resistance, MDR)有关。肿瘤 MDR,即指肿瘤细胞对某一化疗药物产生耐药性后,对其他化学结构及机理不同的化疗药物也产生交叉耐药性,这一问题严重制约了对肿瘤的化疗效果。

化疗分为术前、术中、术后化疗。

(1)术前化疗

即新辅助化疗可使肿瘤缩小,增加手术根治及治愈机会。但有如下问题:耐药克隆的较早出现;术前治疗可能会增加术后并发症的发生率,并使其不易处理;术前治疗使得术后病理分期不够精确,需要完全依赖临床分期;一部分患者可能会接受过度治疗;如何能够在治疗前即区分出那些对治疗不敏感的患者,从而避免不必要的治疗延误,失去最佳手术时机,并可能导致肿瘤的转移;为了在术前制定合理的、个体化的治疗方案,需要对肿瘤进行分期,但传统的CT、B超等检查手段其敏感性和准确性对准确分期的价值有限,尚不能满足新辅助化疗个体化治疗对分期的要求。

(2)术后辅助化疗

化疗对于进展期胃癌的中位生存时间仍然小于9个月。术后化疗方式主要包括静脉化疗、腹腔内化疗、持续性腹腔温热灌注和淋巴靶向化疗等。

学药物的方案,一般只采用2~3种联合,以免增加药物毒副作用。

4.5.4.4 其他治疗

体外实验及动物体内实验表明,生长抑素类似物及COX-2抑制剂能抑制胃癌生长。其对人类胃癌的治疗尚需进一步的临床研究。

4.5.5 预防

由于胃癌病因未明,故缺乏有效的一级预防(病因预防)。根据流行病学调查,多吃新鲜蔬菜和水果、少吃腌腊制品,可以降低胃癌发病。尽管Hp感染被认为与胃癌的发生有一定的关系,但胃癌的发生除Hp之外尚有其他危险因素,包括宿主和环境因素。由于对Hp在世界不同地区胃癌的发生中究竟起多大作用,尚不清楚,且有关根除Hp作为胃癌干预性措施的研究尚未有结果。因此,尽管根据推理可认为根除Hp有可能预防胃癌,但鉴于上述原因,更鉴于我国的经济条件以及不同地区胃癌发病率的差异,目前认为对有胃癌发生的高危因素如中重度萎缩性胃炎、中重度肠型化生、异型增生癌前病变者、有胃癌家族史者应予根除Hp治疗。

二级预防的重点是早期诊断与治疗,日本内镜普查的工作开展较好,故早期胃癌诊断率较高。我国人口众多,全面普查不可能,但在胃癌高发地区对高危人群定期普查,是一个可行的办法。

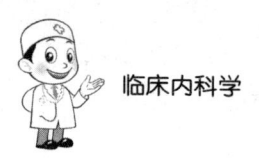

5 泌尿系统疾病

5.1 泌尿系统

泌尿系统由肾脏、输尿管、膀胱及尿道组成。其主要功能为排泄。排泄是指机体代谢过程中所产生的各种不为机体所利用或者有害的物质向体外输送的生理过程。被排出的物质一部分是营养物质的代谢产物;另一部分是衰老的细胞破坏时所形成的废物。此外,排泄物中还包括一些随食物摄入的多余物质,如多余的水和无机盐,蛋白质等。

5.1.1 肾单位

肾单位是肾结构和功能的基本单位。每个肾脏大约有100万~150万个肾单位。每个肾单位都包括肾小球、肾小囊和肾小管三个部分,而肾小球和肾小囊组成肾小体。肾小球与肾小囊主要分布在肾脏的皮质部分。

5.1.2 肾小球

肾小球是一个由数十条毛细血管弯曲盘绕形成的血管球,外包围着肾小囊,血液从入球小动脉流入肾小球,由出球小动脉流出肾小球。肾小球有滤过作用,滤过血液中的血细胞和大分子蛋白质,其余部分形成原尿,不可滤过葡萄糖。肾小球主要分布在肾脏的皮质部分,流经动脉血,不进行物质交换。

5.1.3 肾小囊

肾小囊很薄,其内紧贴着肾小球,内外两层之间有一层囊腔,主要分布在肾脏的皮质部分。作用是暂时储存原尿。血液是被肾小球和肾小囊壁过滤的。

5.1.4 肾小管

肾小管弯曲细长,主要分布在肾脏的髓质部分,外面有与出球小动脉相连接的毛细血管网,大量的肾小管汇集成一些较大的管道通入肾盂。肾小管有重吸收作用,吸收原尿中全部葡萄糖以及大部分水和部分无机盐,并把这些吸收来的物质送回到包绕在肾小管外面的毛细血管中,(血液在这里进行气体交换,这些毛细血管最后汇集成肾静脉)余下的部分水、无机盐以及尿素等物质形成尿液。

5.1.5 肾脏疾病防治原则

肾小球病理及免疫发病机制的研究和对慢性肾衰竭发病机制及有关病理生理研究为制定合适的治疗方案创造了条件,促进了糖皮质激素、细胞毒药物和亲免素调节剂等的合理应用。新型的细胞免疫抑制剂,如亲免素调节剂包括环孢素、他克莫司和西罗莫司(雷帕霉素)和麦考酚吗乙酯(霉酚酸酯)等被应用于临床,由于其通过影响细胞内信号转导旁路等途径选择性抑制 T 辅助细胞及 T 细胞毒效应细胞,除用于肾移植预防排斥治疗外也被用于难治性肾小球病的治疗。但其长期疗效、有效剂量及不良反应等还有待于进一步确定。

降压治疗在肾脏疾病中尤为重要。因为肾小球病变常常伴有高血压,慢性肾衰竭者 90% 出现高血压。持续存在的高血压是加速肾功能恶化的重要原因之一,积极控制高血压是肾脏疾病各阶段治疗中十分重要的环节。我国高血压防治指南(2005)中有关高血压定义和治疗的临床指南以及美国肾脏病学会有关慢性肾脏病(CKD)的指南均制定了降压治疗的靶目标。降压时除应关注降压达靶目标,还应选择能延缓肾功能恶化、具有肾保护作用的如血管紧张素转换酶抑制剂(ACEI)和(或)血管紧张素 II 受体拮抗剂(ARB)类降血压药物。

减少蛋白尿治疗由于蛋白尿本身对肾的有害作用,故不仅要重视病因治疗减少尿蛋白,也要重视对症治疗,直接减少尿蛋白排泄。

红细胞生成素(EPO)、活性维生素 D_3、HMG – COA 还原酶抑制剂的应用 EPO 的广泛应用已使慢性肾衰竭患者的症状和生活质量有明显的改善。近年来对红细胞生成素治疗的靶目标较前有了更高的要求,刺激红细胞生成又有了新的作用时间更长的药物。活性维生素 D 制剂或同类物除了钙内环境平衡外尚有的抗炎作用,还可改善血透患者生存率,降低心血管疾病的死亡率和感染死亡率。HMG – COA 还原酶抑制剂即他汀类调节血脂药物的降脂治疗,在肾脏疾病中也显示了另一些独特的治疗作用。

饮食治疗在CKD患者推荐减少蛋白质的摄入量,优质低蛋白摄入的代谢作用可降低尿素氮的产生,减少尿毒症毒素,相当于具抗炎及抗氧化作用,改善胰岛素抵抗。研究证明优质低蛋白饮食有独立的减轻蛋白尿作用,还有预防和减轻慢性肾功能不全的并发症包括酸中毒、高钾血症、高磷血症和尿毒症症状的效用。在饮食治疗方面,还应注意减少盐(不超过6g/d)的摄入。最近的研究显示高钠饮食则尿钠排泄增多,体重增加,平均动脉血压较高,尿白蛋白排泄增加。

肾脏替代治疗是终末期肾衰竭患者唯一的有效治疗方法。最近提出了适时开始透析和一体化(综合)治疗的概念,以提高终末期肾衰竭患者的存活率和生活质量。肾脏替代治疗包括:①透析治疗:腹膜透析包括连续性和间歇性腹膜透析两种。近年来由于腹膜透析连接系统的改进,包括自动腹膜透析机的应用,使腹膜透析有关的感染并发症减少。其操作简便,安全有效以及残存肾功能保护较好的特点在肾脏替代治疗中起了非常重要的作用。血液透析通过扩散、对流及吸附清除体内积聚的毒性代谢产物,清除体内潴留的水分,纠正酸中毒,达到治疗目的。随着透析设备更趋先进,治疗效果更好、更安全;②肾移植成功的肾移植可以使患者恢复正常的肾功能(包括内分泌和代谢功能);肾移植后长期需用免疫抑制剂,以防止排斥反应。近年来随着新型免疫抑制剂的应用,肾移植的存活率明显改善。

5.2 肾小球疾病概述

肾小球(glomerulus)是血液过滤器,肾小球毛细血管壁构成过滤膜。循环血液经过肾小球毛细血管时,血浆中的水和小分子溶质,包括少量分子量较小的血浆蛋白,可以滤入肾小囊的囊腔而形成滤过液,用微穿刺法实验证明,肾小球的滤过液就是血浆中的超滤液。

5.2.1 原发性肾小球病的分类

原发性肾小球病可作临床及病理分型。

(1)原发性肾小球病的临床分型

①急性肾小球肾炎;②急进性肾小球肾炎;③慢性肾小球肾炎;④无症状性血尿或(和)蛋白尿(隐匿性肾小球肾炎);⑤肾病综合征。

(2)原发性肾小球病的病理分型

依据世界卫生组织(WHO)1995年制定的肾小球病病理学分类标准:①轻微性肾小球病变;②局灶性节段性病变,包括局灶性肾小球肾炎;③弥漫性肾小球肾炎。膜性肾病。

硬化性肾小球肾炎。

未分类的肾小球肾炎。

5.2.2 发病机制

多数肾小球肾炎是免疫介导性炎症疾病。一般认为,免疫机制是肾小球病的始发机制,在此基础上炎症介质(如补体、细胞因子、活性氧等)的参与,最后导致肾小球损伤和产生临床症状。在慢性进展过程中也有非免疫非炎症机制参与。遗传因素在肾小球肾炎的易感性、疾病的严重性和治疗反应上的重要性,近年来已受到关注。此外,自身免疫导致或参与各种肾炎的证据也引起了广泛重视。

5.2.2.1 免疫反应

体液免疫主要指循环免疫复合物(CIC)和原位免疫复合物(insitusIC)在肾炎发病机制中的作用已得到公认,细胞免疫在某些类型肾炎中的重要作用也得到肯定。

体液免疫可通过下列两种方式形成肾小球内免疫复合物(IC)。①循环免疫复合物沉积:某些外源性抗原(如致肾炎链球菌的某些成分)或内源性抗原(如天然 DNA)可刺激机体产生相应抗体,在血循环中形成 CIC,CIC 在某些情况下沉积或为肾小球所捕捉,并激活炎症介质后导致肾炎产生。多个抗原、抗体分子($>Ag_2Ab_2$)交叉联结所构成的网络样 IC,单核-巨噬细胞系统吞噬功能和(或)肾小球系膜清除功能降低及补体成分或功能缺陷等原因使 CIC 易沉积于肾小球而致病。一般认为肾小球系膜区和(或)内皮下 IC 常为 CIC 的发病机制;②原位免疫复合物形成:系指血循环中游离抗体(或抗原)与肾小球固有抗原(如肾小球基底膜抗原或脏层上皮细胞糖蛋白)或已种植于肾小球的外源性抗原(或抗体)相结合,在肾脏局部形成 IC,并导致肾炎。一般认为肾小球基底膜上皮细胞侧 IC 主要是由于原位 IC 发病机制。原位 IC 形成或 CIC 沉积所致的肾小球免疫复合物,如为被单核-巨噬细胞、局部浸润的中性粒细胞吞噬或肾小球系膜细胞所清除,病变则多可恢复。若肾小球内 IC 持续存在或继续沉积和形成,则可导致病变持续和进展。

细胞免疫微小病变型肾病肾小球内无 IC 证据,但研究显示患者淋巴细胞在体外培养可释放血管通透性因子。急进性肾小球肾炎早期肾小球内常可发现较多的单核细胞。近年来有肾炎动物模型提供了细胞免疫证据,故细胞免疫在某些类型肾炎发病机制中的重要作用得到认可。但细胞免疫可否直接诱发肾炎,长期以来一直未得到肯定回答,其主要原因有:①缺乏为大家公认的应用致敏的 T 细胞传输诱发的肾小球肾炎模型;②用单克隆抗体检查人类多数不同类型肾小球肾炎的肾小球,往往不能发现或仅有数量甚微的一过性的 T 淋巴细胞。

5.2.2.2 炎症反应

临床及实验研究显示始发的免疫反应需引起炎症反应,才能导致肾小球损伤及其临床症状。炎症介导系统可分成炎症细胞和炎症介质两大类,炎症细胞可产生炎症介质,炎症介质又可趋化、激活炎症细胞,各种炎症介质间又相互促进或制约,形成一个十分复杂的网络关系。

炎症细胞主要包括单核-巨噬细胞、中性粒细胞、嗜酸性粒细胞及血小板等。炎症细胞可产生多种炎症介质,造成肾小球炎症病变。近年来,人们进一步认识到肾小球固有细胞(如系膜细胞、内皮细胞和上皮细胞)具有多种免疫球蛋白和炎症介质受体,能分泌多种炎症介质和细胞外基质(ECM),它们在肾小球免疫介导性炎症中并非单纯的无辜受害者,而有时是主动参加者,肾小球细胞自分泌、旁分泌在肾小球病发生、发展中具有重要意义。

炎症介质近年来,一系列具有重要致炎作用的炎症介质被认识,并已证实在肾炎发病机制的重要作用。炎症介质可通过收缩或舒张血管影响肾脏局部的血流动力学,可分别作用于肾小球及间质小管等不同细胞,可促进(或抑制)细胞的增殖,可促进细胞的自分泌、旁分泌,并可促进细胞分泌 ECM 或抑制 ECM 的分解,从而介导炎症损伤及其硬化病变。

5.2.3 临床表现

5.2.3.1 蛋白尿

正常的肾小球滤过膜允许分子量 <2 万~4 万(单位 dalton,下同)的蛋白顺利通过,因此,肾小球滤过的原尿中主要为小分子蛋白(如溶菌酶、β_2 微球蛋白、轻链蛋白等),白蛋白(分子量 6.9 万)及分子量更大的免疫球蛋白含量较少。经肾小球滤过的原尿中 95% 以上的蛋白质被近曲小管重吸收,故正常人终尿中蛋白含量极低(<150mg/d),其中约一半蛋白成分来自远曲小管和髓袢升支分泌的 Tamm-Horsfall 蛋白及其他尿道组织蛋白,另一半蛋白成分为白蛋白、免疫球蛋白、轻链、β_2 微球蛋白和多种酶等血浆蛋白。正常人尿中因蛋白含量低,临床上尿常规的定性试验不能测出。当尿蛋白超过 150mg/d,尿蛋白定性阳性,称为蛋白尿。肾小球滤过膜由肾小球毛细血管内皮细胞、基底膜和脏层上皮细胞所构成,滤过膜屏障作用包括:①分子屏障:肾小球滤过膜仅允许一定大小的蛋白分子通过;②电荷屏障:内皮及上皮细胞膜含涎蛋

白,而基底膜含硫酸类肝素,共同组成了肾小球滤过膜带负性电荷,通过同性电荷相斥原理,阻止含负电荷的血浆蛋白(如白蛋白)滤过。上述任一屏障的损伤均可引起蛋白尿,肾小球性蛋白尿常以白蛋白为主。光镜下肾小球结构正常的微小病变型肾病患者大量蛋白尿主要为电荷屏障损伤所致;当分子屏障被破坏时,尿中还可出现除白蛋白以外更大分子的血浆蛋白,如免疫球蛋白、C3等,则提示肾小球滤过膜有较严重的结构损伤。

5.2.3.2 血尿

离心后尿沉渣镜检每高倍视野红细胞超过3个为血尿,1L尿含1ml血即呈现肉眼血尿。肾小球病特别是肾小球肾炎,其血尿常为无痛性、全程性血尿,可呈镜下或肉眼血尿,持续性或间发性。血尿可分为单纯性血尿,也可伴蛋白尿、管型尿,如血尿患者伴较大量蛋白尿和(或)管型尿(特别是红细胞管型),多提示肾小球源性血尿。可用以下两项检查帮助区分血尿来源:①新鲜尿沉渣相差显微镜检查。变形红细胞血尿为肾小球源性,均一形态正常红细胞尿为非肾小球源性;②尿红细胞容积分布曲线。肾小球源性血尿常呈非对称曲线,其峰值红细胞容积小于静脉峰值红细胞容积,非肾小球源性血尿常呈对称性曲线,其峰值红细胞容积大于静脉峰值红细胞容积。肾小球源性血尿产生的主要原因为肾小球基底膜(GBM)断裂,红细胞通过该裂缝时受血管内压力挤压受损,受损的红细胞其后通过肾小管各段又受不同渗透压和pH作用,呈现变形红细胞血尿,红细胞容积变小,甚至破裂。

5.2.3.3 水肿

肾性水肿的基本病理生理改变为水钠潴留。肾小球病时水肿可基本分为两大类:①肾病性水肿:主要由于长期、大量蛋白尿造成血浆蛋白过低,血浆胶体渗透压降低,液体从血管内渗入组织间隙,产生水肿;此外,部分患者因有效血容量减少,刺激肾素－血管紧张素－醛固酮活性增加和抗利尿激素分泌增加等,可进一步加重水钠潴留、加重水肿。近年的研究提示,某些原发于肾内的钠、水潴留因素在肾病性水肿上起一定作用,这种作用与血浆肾素－血管紧张素－醛固酮水平无关;②肾炎性水肿:主要是由于肾小球滤过率下降,而肾小管重吸收功能基本正常造成"球－管失衡"和肾小球滤过分数(肾小球滤过率/肾血浆流量)下降、导致水钠潴留。肾炎性水肿时,血容量常为扩张,伴肾素－血管紧张素－醛固酮活性抑制、抗利尿激素分泌减少,因高血压、毛细血管通透性增加等因素而使水肿持续和加重。肾病性水肿组织间隙蛋白含量低,水肿多从下肢部位开始;而肾炎性水肿(如急性肾小球肾炎)组织间隙蛋白含量高,水肿多从眼睑、颜面部开始。

5.2.3.4 高血压

肾小球病常伴高血压,慢性肾衰竭患者90%出现高血压。持续存在的高血压会加速肾功能恶化。肾小球病高血压的发生机制:①钠、水潴留:由于各种因素导致钠、水潴留,使血容量增加,引起容量依赖性高血压;②肾素分泌增多:肾实质缺血刺激肾素-血管紧张素分泌增加,小动脉收缩,外周阻力增加,引起肾素依赖性高血压;③肾实质损害后肾内降压物质分泌减少:肾内激肽释放酶-激肽生成减少,前列腺素等生成减少,也是肾性高血压的原因之一。肾小球病所致的高血压多数为容量依赖型,少数为肾素依赖型。但两型高血压常混合存在,有时很难截然分开。

5.2.3.5 肾功能损害

急进性肾小球肾炎常导致急性肾衰竭,部分急性肾小球肾炎患者可有一过性肾功能损害,慢性肾小球肾炎及蛋白尿控制不好的肾病综合征患者随着病程进展至晚期常发展为慢性肾衰竭。

5.3 肾小球肾炎

肾小球肾炎又称肾炎综合征(简称肾炎),是常见的肾脏病,指由于各种不同原因,发生于双侧肾脏肾小球的,临床表现为一组症候群的疾病。肾小球肾炎共同的表现为(可不同时出现):水肿、蛋白尿、血尿、高血压,尿量减少或无尿,肾功能正常或下降。

5.3.1 病因

肾小球肾炎实际上是一组疾病,病因各有不同,部分病因尚不清楚,一般来说可能和遗传、感染、免疫、代谢、肿瘤等因素等有关。

5.3.2 分类

5.3.2.1 病因分类

可分为继发性和原发性肾小球肾炎。继发性肾小球肾炎是由其他疾病(如糖尿病、高血压病、系统性红斑狼疮、过敏性紫癜、血管炎等)引起,是全身性疾病的肾脏受累及。原发性肾小球肾炎是在除外继发性肾小球肾炎后,考虑原发于肾脏的肾炎。

5.3.2.2 临床分类

可分为:急性、慢性和急进性肾炎综合征、隐匿性肾炎(无症状血尿或蛋白尿)。一般所称肾小球肾炎如不加说明常指原发性慢性肾炎。

急性肾炎综合征常表现为急性发作的血尿、蛋白尿、水肿和高血压,可伴有肾功能下降。可见于各种肾小球疾病：常见如急性感染后肾炎，典型的急性肾炎为急性链球菌感染后肾炎，此外其他细菌和病原微生物菌如病毒、支原体、衣原体、真菌、寄生虫等都可导致；原发性肾小球肾炎发病时或病程中的某个阶段；继发于全身系统性疾病如系统性红斑狼疮和过敏性紫癜、血管炎等。

慢性肾炎综合征可见于任何年龄，尤以青壮年男性青年发病率高。是以蛋白尿、血尿、水肿、高血压为临床表现的疾病。此病常见，但是症状和肾病进展存在个体差异性，表现多样化。总的来说，病情迁延，病变缓慢进展，后期可发展为肾功能不全，患者可出现贫血，血压升高等，肾功能进一步恶化出现慢性肾衰竭。肾穿刺活检肾脏病理类型是决定肾功能进展快慢的重要因素。

急进性肾炎综合征在血尿、蛋白尿、水肿和高血压基础上短期内出现了尿量减少或者无尿，肾功能急剧下降。病情危重，且预后差，一般要求及时肾活检尽早诊治。

隐匿性肾炎缺乏泌尿系统局部症状，也无全身症状，一般在常规体检或因其他疾病筛查时发现血尿（或蛋白尿），不合并水肿、高血压等。

5.3.2.3 病理分类

依据肾穿刺活检，慢性肾炎病理可以分为①系膜增生性肾小球肾炎；②局灶节段性肾小球硬化；③膜性肾病；④系膜毛细血管肾小球肾炎；⑤硬化性肾炎。急进性肾炎病理改变特征为肾小球内新月体形成，又称为新月体性肾炎。除大多数急性链球菌感染后肾炎经治疗可恢复和缓解，其他以急性肾炎综合征为表现的肾小球肾炎在治疗方案上可能存在较大差异，因此对于不符合典型急性肾炎的肾小球肾炎应及时进行肾活检明确诊断。

5.4 急进性肾小球肾炎

急进性肾小球肾炎（rapidly progressiveglomerulo nephritis，RPGN）是以急性肾炎综合征、肾功能急剧恶化、多在早期出现少尿性急性肾衰竭为临床特征，病理类型为新月体性肾小球肾炎的一组疾病。

5.4.1 病因和发病机制

由多种原因所致的一组疾病，包括：①原发性急进性肾小球肾炎；②继发于全身性疾病（如系统性红斑狼疮肾炎）的急进性肾小球肾炎；③在原发性肾小球病（如系膜毛细血管性肾小球肾炎）的基础上形成广泛新月体，即病理类型转化而来的新月体性肾小球肾炎。本文着重讨论原发性急进性肾小球肾炎（以下简称急进性肾炎）。RPGN

根据免疫病理可分为三型,其病因及发病机制各不相同:①Ⅰ型又称抗肾小球基底膜型肾小球肾炎,由于抗肾小球基底膜抗体与肾小球基底膜(GBM)抗原相结合激活补体而致病;②Ⅱ型又称免疫复合物型,因肾小球内循环免疫复合物的沉积或原位免疫复合物形成,激活补体而致病;③Ⅲ型为少免疫复合物型,肾小球内无或仅微量免疫球蛋白沉积。现已证实50%～80%该型患者为原发性小血管炎肾损害,肾脏可为首发、甚至唯一受累器官或与其他系统损害并存。原发性小血管炎患者血清抗中性粒细胞胞浆抗体(ANCA)常呈阳性。RPGN患者约半数以上有上呼吸道感染的前驱病史,其中少数为典型的链球菌感染,其他多为病毒感染,但感染与RPGN发病的关系尚未明确。接触某些有机化学溶剂、碳氢化合物如汽油,与RPGN Ⅰ型发病有较密切的关系。某些药物如丙硫氧嘧啶(PTU)、肼苯达嗪等可引起RPGN Ⅲ型。RPGN的诱发因素包括吸烟、吸毒、接触碳氢化合物等。此外,遗传的易感性在RPGN发病中作用也已引起重视。

5.4.2 病理

肾脏体积常较正常增大。病理类型为新月体性肾小球肾炎。光镜下通常以广泛(50%以上)的肾小球囊腔内有大新月体形成(占肾小球囊腔50%以上)为主要特征,病变早期为细胞新月体,后期为纤维新月体。另外,Ⅱ型常伴有肾小球内皮细胞和系膜细胞增生,Ⅲ型常可见肾小球节段性纤维素样坏死。免疫病理学检查是分型的主要依据,Ⅰ型IgG及C3呈光滑线条状沿肾小球毛细血管壁分布;Ⅱ型IgG及C3呈颗粒状沉积于系膜区及毛细血管壁;Ⅲ型肾小球内无或仅有微量免疫沉积物。电镜下可见Ⅱ型电子致密物在系膜区和内皮下沉积,Ⅰ型和Ⅲ型无电子致密物。

5.4.3 临床表现和实验室检查

我国以Ⅱ型多见,Ⅰ型好发于青、中年,Ⅱ型及Ⅲ型常见于中、老年患者,男性居多。患者可有前驱呼吸道感染,起病多较急,病情急骤进展。以急性肾炎综合征(起病急、血尿、蛋白尿、尿少、水肿、高血压),多在早期出现少尿或无尿,进行性肾功能恶化并发展成尿毒症,为其临床特征。患者常伴有中度贫血。Ⅱ型患者约半数可伴肾病综合征,Ⅲ型患者常有不明原因的发热、乏力、关节痛或咯血等系统性血管炎的表现。免疫学检查异常主要有抗GBM抗体阳性(Ⅰ型)、ANCA阳性(Ⅲ型)。此外,Ⅱ型患者的血循环免疫复合物及冷球蛋白可呈阳性,并可伴血清C3降低。B型超声等影像学检查常显示双肾增大。

5.4.4 诊断和鉴别诊断

凡急性肾炎综合征伴肾功能急剧恶化,无论是否已达到少尿性急性肾衰竭,应疑及本病并及时进行肾活检。若病理证实为新月体性肾小球肾炎,根据临床和实验室检查能除外系统性疾病,诊断可成立。原发性急进性肾炎应与下列疾病鉴别:

5.4.4.1 引起少尿性急性肾衰竭的非肾小球病

急性肾小管坏死常有明确的肾缺血(如休克、脱水)或肾毒性药物(如肾毒性抗生素)或肾小管堵塞(如血管内溶血)等诱因,临床上肾小管损害为主(尿钠增加、低比重尿及低渗透压尿),一般无急性肾炎综合征表现。

急性过敏性间质性肾炎常有明确的用药史及部分患者有药物过敏反应(低热、皮疹等)、血和尿嗜酸性粒细胞增加等,可资鉴别,必要时依靠肾活检确诊。

梗阻性肾病患者常突发或急骤出现无尿,但无急性肾炎综合征表现,B超、膀胱镜检查或逆行尿路造影可证实尿路梗阻的存在。

5.4.4.2 引起急进性肾炎综合征的其他肾小球病

继发性急进性肾炎肺出血–肾炎综合征(Goodpasture综合征)、系统性红斑狼疮肾炎、过敏性紫癜肾炎均可引起新月体性肾小球肾炎,依据系统受累的临床表现和实验室特异检查,鉴别诊断一般不难。

原发性肾小球病有的病理改变并无新月体形成,但病变较重和(或)持续,临床上可呈现急进性肾炎综合征,如重症毛细血管内增生性肾小球肾炎或重症系膜毛细血管性肾小球肾炎等。临床上鉴别常较为困难,常需做肾活检协助诊断。

5.4.5 治疗

包括针对急性免疫介导性炎症病变的强化治疗以及针对肾脏病变后果(如钠水潴留、高血压、尿毒症及感染等)的对症治疗两方面。尤其强调在早期做出病因诊断和免疫病理分型的基础上尽快进行强化治疗。

5.4.5.1 强化疗法

强化血浆置换疗法应用血浆置换机分离患者的血浆和血细胞,弃去血浆以等量正常人的血浆(或血浆白蛋白)和患者血细胞重新输入体内。通常每日或隔日1次,每次置换血浆2~4L,直到血清抗体(如抗GBM抗体、ANCA)或免疫复合物转阴、病情好转,一般需置换约6~10次左右。该疗法需配合糖皮质激素口服泼尼松1mg/(kg2d),2~3个月后渐减及细胞毒药物环磷酰胺2~3mg/(kg2d)口服,累积量一般不超过8g,以防止在机体大量丢失免疫球蛋白后有害抗体大量合成而造成"反跳"。该疗法适用

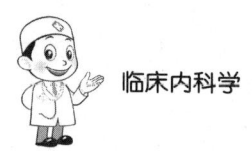

于各型急进性肾炎,但主要适用于Ⅰ型;对于Goodpasture综合征和原发性小血管炎所致急进性肾炎(Ⅲ型)伴有威胁生命的肺出血作用较为肯定、迅速,应首选。

甲泼尼龙冲击伴环磷酰胺治疗为强化治疗之一。甲泼尼龙0.5~1.0g溶于5%葡萄糖中静脉点滴,每日或隔日1次,3次为一疗程。必要时间隔3~5天可进行下一疗程,一般不超过3个疗程。甲泼尼龙冲击疗法也需辅以泼尼松及环磷酰胺常规口服治疗,方法同前。近年有人用环磷酰胺冲击疗法(0.8~1g溶于5%葡萄糖静脉点滴,每月1次),替代常规口服,可减少环磷酰胺的毒副作用,其确切优缺点和疗效尚待进一步总结。该疗法主要适用Ⅱ、Ⅲ型,Ⅰ型疗效较差。用甲泼尼龙冲击治疗时,应注意继发感染和钠、水潴留等不良反应。

5.4.5.2 替代治疗

凡急性肾衰竭已达透析指征者,应及时透析。对强化治疗无效的晚期病例或肾功能已无法逆转者,则有赖于长期维持透析。肾移植应在病情静止半年(Ⅰ型、Ⅲ型患者血中抗GBM抗体、ANCA需转阴)后进行。对钠水潴留、高血压及感染等需积极采取相应的治疗措施。

5.4.6 预后

患者若能得到及时明确诊断和早期强化治疗,预后可得到显著改善。早期强化治疗可使部分患者得到缓解,避免或脱离透析,甚至少数患者肾功能得到完全恢复。若诊断不及时,早期未接受强化治疗,患者多于数周至半年内进展至不可逆肾衰竭。影响患者预后的主要因素有:①免疫病理类型:Ⅲ型较好,Ⅰ型差,Ⅱ型居中;②强化治疗是否及时:临床无少尿、血肌酐<530μmol/L,病理尚未显示广泛不可逆病变(纤维性新月体、肾小球硬化或间质纤维化)时,即开始治疗者预后较好,否则预后差;③老年患者预后相对较差。本病缓解后的长期转归,以逐渐转为慢性病变并发展为慢性肾衰竭较为常见,故应特别注意采取措施保护残存肾功能,延缓疾病进展和慢性肾衰竭的发生。部分患者可长期维持缓解。仅少数患者(以Ⅲ型多见)可复发,必要时需重复肾活检,部分患者强化治疗仍可有效。

5.5 慢性肾小球肾炎

慢性肾小球肾炎简称慢性肾炎,系指蛋白尿、血尿、高血压、水肿为基本临床表现,起病方式各有不同,病情迁延,病变缓慢进展,可有不同程度的肾功能减退,最终将发展为慢性肾衰竭的一组肾小球病。由于本组疾病的病理类型及病期不同,主要临床表现可各不相同,疾病表现呈多样化。

5.5.1　病因和发病机制

仅有少数慢性肾炎是由急性肾炎发展所致(直接迁延或临床痊愈若干年后再现)。慢性肾炎的病因、发病机制和病理类型不尽相同,但起始因素多为免疫介导炎症。导致病程慢性化的机制除免疫因素外,非免疫非炎症因素占有重要作用。

5.5.2　病理

慢性肾炎可由多种病理类型引起,常见类型有系膜增生性肾小球肾炎(包括 IgA 和非 IgA 系膜增生性肾小球肾炎)、系膜毛细血管性肾小球肾炎、膜性肾病及局灶节段性肾小球硬化等,其中少数非 IgA 系膜增生性肾小球肾炎可由毛细血管内增生性肾小球肾炎(临床上急性肾炎)转化而来。病变进展至后期,所有上述不同类型病理变化均可转化为程度不等的肾小球硬化,相应肾单位的肾小管萎缩、肾间质纤维化。疾病晚期肾脏体积缩小、肾皮质变薄,病理类型均可转化为硬化性肾小球肾炎。

5.5.3　临床表现和实验室检查

慢性肾炎可发生于任何年龄,但以青中年为主,男性多见。多数起病缓慢、隐袭。临床表现呈多样性,蛋白尿、血尿、高血压、水肿为其基本临床表现,可有不同程度肾功能减退,病情时轻时重、迁延,渐进性发展为慢性肾衰竭。早期患者可有乏力、疲倦、腰部疼痛、食欲缺乏;水肿可有可无,一般不严重。有的患者可无明显临床症状。实验室检查多为轻度尿异常,尿蛋白常在 1～3g/d,尿沉渣镜检红细胞可增多,可见管型。血压可正常或轻度升高。肾功能正常或轻度受损(肌酐清除率下降或轻度氮质血症),这种情况可持续数年,甚至数十年,肾功能逐渐恶化并出现相应的临床表现(如贫血、血压增高等),进入尿毒症。有的患者除上述慢性肾炎的一般表现外,血压(特别是舒张压)持续性中等以上程度升高,患者可有眼底出血、渗出,甚至视盘水肿,如血压控制不好,肾功能恶化较快,预后较差。另外,部分患者因感染、劳累呈急性发作,或用肾毒性药物后病情急骤恶化,经及时去除诱因和适当治疗后病情可一定程度缓解,但也可能由此而进入不可逆慢性肾衰竭。多数慢性肾炎患者肾功能呈慢性渐进性损害,病理类型为决定肾功能进展快慢的重要因素(如系膜毛细血管性肾小球肾炎进展较快,膜性肾病进展常较慢),但也与是否合理治疗和认真保养等相关。慢性肾炎临床表现呈多样性,个体间差异较大,故要特别注意因某一表现突出,而易造成误诊。如慢性肾炎高血压突出而易误诊为原发性高血压,增生性肾炎(如系膜毛细血管性肾小球肾炎、IgA 肾病等)感染后急性发作时易误诊为急性肾炎,应予以注意。

5.5.4 诊断和鉴别诊断

凡尿化验异常(蛋白尿、血尿、管型尿)、水肿及高血压病史达一年以上,无论有无肾功能损害均应考虑此病,在除外继发性肾小球肾炎及遗传性肾小球肾炎后,临床上可诊断为慢性肾炎。慢性肾炎主要应与下列疾病鉴别:

继发性肾小球疾病如狼疮肾炎、过敏性紫癜肾炎、糖尿病肾病等,依据相应的系统表现及特异性实验室检查,一般不难鉴别。

Alport 综合征常起病于青少年(多在 10 岁之前),患者有眼(球型晶状体等)、耳(神经性耳聋)、肾(血尿,轻、中度蛋白尿及进行性肾功能损害)异常,并有阳性家族史(多为性连锁显性遗传)。

其他原发性肾小球病:①无症状性血尿或蛋白尿:临床上轻型慢性肾炎应与无症状性血尿和(或)蛋白尿相鉴别,后者主要表现为无症状性血尿和(或)蛋白尿,无水肿、高血压和肾功能减退;②感染后急性肾炎:有前驱感染并以急性发作起病的慢性肾炎需与此病相鉴别。二者的潜伏期不同,血清 C3 的动态变化有助鉴别;此外,疾病的转归不同,慢性肾炎无自愈倾向,呈慢性进展,可资区别。

原发性高血压肾损害呈血压明显增高的慢性肾炎需与原发性高血压继发肾损害(即良性小动脉性肾硬化症)鉴别,后者先有较长期高血压,其后再出现肾损害,临床上远曲小管功能损伤(如尿浓缩功能减退、夜尿增多)多较肾小球功能损伤早,尿改变轻微(微量至轻度蛋白尿,可有镜下血尿及管型),常有高血压的其他靶器官(心、脑)并发症。

慢性肾盂肾炎多有反复发作的泌尿系感染史、并有影像学及肾功能异常者,尿沉渣中常有白细胞,尿细菌学检查阳性可资区别。

5.5.5 治疗

慢性肾炎的治疗应以防止或延缓肾功能进行性恶化、改善或缓解临床症状及防治严重并发症为主要目的,而不以消除尿红细胞或轻微尿蛋白为目标。可采用下列综合治疗措施。

积极控制高血压和减少尿蛋白 高血压和尿蛋白是加速肾小球硬化、促进肾功能恶化的重要因素,积极控制高血压和减少尿蛋白是两个重要的环节。高血压的治疗目标:力争把血压控制在理想水平:尿蛋白≥1g/d,血压应控制在 125/75mmHg 以下;尿蛋白<1g/d,血压控制可放宽到 130/80mmHg 以下。尿蛋白的治疗目标则为争取减少

至<1g/d。慢性肾炎常有钠水潴留引起容量依赖性高血压,故高血压患者应限盐(NaCl<6g/d);可选用噻嗪类利尿剂,如氯氯噻嗪12.5~25mg/d。Ccr<30ml/min时,噻嗪类无效应改用袢利尿剂,但一般不宜过多、长久使用。多年研究证实,ACEI或ARB除具有降低血压作用外,还有减少尿蛋白和延缓肾功能恶化的肾脏保护作用。后两种作用除通过对肾小球血流动力学的特殊调节作用(扩张入球和出球小动脉,但对出球小动脉扩张作用强于入球小动脉),降低肾小球内高压力、高灌注和高滤过外,并能通过非血流动力学作用(抑制细胞因子、减少尿蛋白和细胞外基质的蓄积)起到减缓肾小球硬化的发展和肾脏保护作用,为治疗慢性肾炎高血压和(或)减少尿蛋白的首选药物。通常要达到减少尿蛋白的目的,应用剂量常需高于常规的降压剂量。肾功能不全患者应用ACEI或ARB要防止高血钾,血肌酐大于264μmol/L(3mg/dl)时务必在严密观察下谨慎使用,少数患者应用ACEI有持续性干咳的副作用。掌握好适应'征和应用方法,监测血肌酐、血钾,防止严重副作用尤为重要。

限制食物中蛋白及磷入量 肾功能不全氮质血症患者应限制蛋白及磷的入量,采用优质低蛋白饮食或加用必需氨基酸或α-酮酸。

应用抗血小板解聚药 大剂量双嘧达莫(300~400mg/d)、小剂量阿司匹林(40~300mg/d)有抗血小板聚集作用,以往有报道服用此类药物能延缓肾功能衰退,但近年来多数循证医学的研究结果并未证实其确切疗效,目前结果显示对系膜毛细血管性肾炎有一定降尿蛋白作用。

糖皮质激素和细胞毒药物 鉴于慢性肾炎为一临床综合征,其病因、病理类型及其程度、临床表现和肾功能等变异较大,故此类药物是否应用,宜区别对待。一般不主张积极应用,但患者肾功能正常或仅轻度受损,肾脏体积正常,病理类型较轻(如轻度系膜增生性肾炎、早期膜性肾病等),尿蛋白较多,如无禁忌者可试用,无效者逐步撤去。

避免加重肾脏损害的因素 感染、劳累、妊娠及肾毒性药物(如氨基糖苷类抗生素、含马兜铃酸中药等)均可能损伤肾脏,导致肾功能恶化,应予以避免。

5.5.6 预后

慢性肾炎病情迁延,病变均为缓慢进展,最终将至慢性肾衰竭。病变进展速度个体差异很大,病理类型为重要因素,但也与是否重视保护肾脏、治疗是否恰当及是否避免恶化因素有关。

5.6 肾病综合征

肾病综合征(nephrotic syndrome,NS)诊断标准是:①尿蛋白大于3.5g/d;②血浆白蛋白低于30g/L;③水肿;④血脂升高。其中①②两项为诊断所必需。

5.6.1 病因

NS可分为原发性及继发性两大类,可由多种不同病理类型的肾小球病所引起。

5.6.2 临床表现

NS最基本的特征是大量蛋白尿、低蛋白血症、(高度)水肿和高脂血症,即所谓的"三高一低",及其他代谢紊乱为特征的一组临床症候群。

5.6.2.1 大量蛋白尿

大量蛋白尿是NS患者最主要的临床表现,也是肾病综合征的最基本的病理生理机制。大量蛋白尿是指成人尿蛋白排出量>3.5g/d。在正常生理情况下,肾小球滤过膜具有分子屏障及电荷屏障,致使原尿中蛋白含量增多,当远超过近曲小管回吸收量时,形成大量蛋白尿。在此基础上,凡增加肾小球内压力及导致高灌注、高滤过的因素(如高血压、高蛋白饮食或大量输注血浆蛋白)均可加重尿蛋白的排出。

5.6.2.2 低蛋白血症

血浆白蛋白降至<30g/L。NS时大量白蛋白从尿中丢失,促进白蛋白肝脏代偿性合成和肾小管分解的增加。当肝脏白蛋白合成增加不足以克服丢失和分解时,则出现低白蛋白血症。此外,NS患者因胃肠道黏膜水肿导致饮食减退、蛋白质摄入不足、吸收不良或丢失,也是加重低白蛋白血症的原因。

除血浆白蛋白减少外,血浆的某些免疫球蛋白(如IgG)和补体成分、抗凝及纤溶因子、金属结合蛋白及内分泌素结合蛋白也可减少,尤其是大量蛋白尿,肾小球病理损伤严重和非选择性蛋白尿时更为显著。患者易产生感染、高凝、微量元素缺乏、内分泌紊乱和免疫功能低下等并发症。

5.6.2.3 水肿

NS时低白蛋白血症、血浆胶体渗透压下降,使水分从血管腔内进入组织间隙,是造成NS水肿的基本原因。近年的研究表明,约50%患者血容量正常或增加,血浆肾素水平正常或下降,提示某些原发于肾内钠、水潴留因素在NS水肿发生机制中起一定作用。

5.6.2.4 高脂血症

NS合并高脂血症的原因目前尚未完全阐明。高胆固醇和(或)高甘油三酯血症,血清中LDL、VLDL和脂蛋白(α)浓度增加,常与低蛋白血症并存。高胆固醇血症主要是由于肝脏合成脂蛋白增加,但是在周围循环中分解减少也起部分作用。高甘油三酯血症则主要是由于分解代谢障碍所致,肝脏合成增加为次要因素。

5.6.3 原发性 NS 的病理类型及其临床特征

引起原发性 NS 的肾小球病主要病理类型有微小病变型肾病、系膜增生性肾小球肾炎、系膜毛细血管性肾小球肾炎、膜性肾病及局灶性节段性肾小球硬化。它们的病理及临床特征如下。

5.6.3.1 微小病变型肾病

光镜下肾小球基本正常,近曲小管上皮细胞可见脂肪变性。免疫病理检查阴性。特征性改变和本病的主要诊断依据为电镜下有广泛的肾小球脏层上皮细胞足突消失（effacement）。微小病变型肾病约占儿童原发性 NS 的 80%～90%,成人原发性 NS 约 10%～20%。本病男性多于女性,儿童高发,成人发病率降低,但 60 岁后发病率又呈现一小高峰。典型的临床表现为 NS,仅 15% 左右患者伴有镜下血尿,一般无持续性高血压及肾功能减退。可因严重钠水潴留导致过性高血压和肾功能损害。本病约 30%～40% 病例可能在发病后数月内自发缓解。90% 病例对糖皮质激素治疗敏感,治疗后两周左右开始利尿,尿蛋白可在数周内迅速减少至阴性,血浆白蛋白逐渐恢复正常水平,最终可达临床完全缓解。但本病复发率高达 60%,若反复发作或长期大量蛋白尿未得到控制,本病可能转变为系膜增生性肾小球肾炎,进而转变为局灶性节段性肾小球硬化。一般认为,成人的治疗缓解率和缓解后复发率均较儿童低。

5.6.3.2 系膜增生性肾小球肾炎

光镜下可见肾小球系膜细胞和系膜基质弥漫增生,依其增生程度可分为轻、中、重度。免疫病理检查可将本组疾病分为 IgA 肾病及非 IgA 系膜增生性肾小球肾炎。前者以 IgA 沉积为主,后者以 IgG 或 IgM 沉积为主,均常伴有 C3 于肾小球系膜区或系膜区及毛细血管壁呈颗粒状沉积。电镜下在系膜区可见到电子致密物。本组疾病在我国的发病率很高,在原发性 NS 中约占 30%,显著高于西方国家。本病男性多于女性,好发于青少年。约 50% 患者有前驱感染,可于上呼吸道感染后急性起病,甚至表现为急性肾炎综合征。部分患者为隐匿起病。本组疾病中,非 IgA 系膜增生性肾小球肾炎者约 50% 患者表现为 NS,约 70% 患者伴有血尿;而 IgA 肾病者几乎均有血尿,约 15% 出现 NS。随肾脏病变程度由轻至重,肾功能不全及高血压的发生率逐渐增加。本组疾病呈 NS 者,对糖皮质激素及细胞毒药物的治疗反应与其病理改变轻重相关,轻者疗效好,重者疗效差。

5.6.3.3 系膜毛细血管性肾小球肾炎

光镜下较常见的病理改变为系膜细胞和系膜基质弥漫重度增生,可插入到肾小球基底膜（GBM）和内皮细胞之间，使毛细血管袢呈"双轨征"。免疫病理检查常见 IgG 和 C3 呈颗粒状系膜区及毛细血管壁沉积。电镜下系膜区和内皮下可见电子致密物沉积。该病理类型约占我国原发性 NS 的 10%～20%。本病男性多于女性，好发于青壮年。约 1/4～1/3 患者常在上呼吸道感染后，表现为急性肾炎综合征；约 50%～60% 患者表现为 NS，几乎所有患者均伴有血尿，其中少数为发作性肉眼血尿；其余少数患者表现为无症状性血尿和蛋白尿。肾功能损害、高血压及贫血出现早，病情多持续进展。50%～70% 病例的血清 C3 持续降低，对提示本病有重要意义。本病所致 NS 治疗困难，糖皮质激素及细胞毒药物治疗可能仅对部分儿童病例有效，成人疗效差。病变进展较快，发病 10 年后约有 50% 的病例将进展至慢性肾衰竭。

5.6.3.4 膜性肾病

光镜下可见肾小球弥漫性病变，早期仅于肾小球基底膜上皮侧见多数排列整齐的嗜复红小颗粒（Masson 染色）；进而有钉突形成（嗜银染色），基底膜逐渐增厚。免疫病理显示 IgG 和 C3 呈细颗粒状沿肾小球毛细血管壁沉积。电镜下早期可见 GBM 上皮侧有排列整齐的电子致密物，常伴有广泛足突融合。本病男性多于女性，好发于中老年。通常起病隐匿，约 80% 表现为 NS，约 30% 可伴有镜下血尿，一般无肉眼血尿。常在发病 5～10 年后逐渐出现肾功能损害。本病极易发生血栓栓塞并发症，肾静脉血栓发生率可高达 40%～50%。膜性肾病约占我国原发性 NS 的 20%。约有 20%～35% 患者的临床表现可自发缓解。约 60%～70% 的早期膜性肾病患者（尚未出现钉突）经糖皮质激素和细胞毒药物治疗后可达临床缓解。但随疾病逐渐进展，病理变化加重，治疗疗效则较差。本病变多呈缓慢进展，我国、日本和我国香港特区的研究显示，10 年肾脏存活率为 80%～90%，明显较西方国家预后好。

5.6.3.5 局灶性节段性肾小球硬化

光镜下可见病变呈局灶、节段分布，表现为受累节段的硬化（系膜基质增多、毛细血管闭塞、球囊粘连等），相应的肾小管萎缩、肾间质纤维化。免疫病理检查显示 IgM 和 C3 在肾小球受累节段呈团块状沉积。电镜下可见肾小球上皮细胞足突广泛融合、足突与 GBM 分离及裸露的 GBM 节段。

根据硬化部位及细胞增殖的特点，FSGS 可分为以下五种亚型：①经典型：硬化部位主要位于血管极周围的毛细血管袢；②塌陷型：外周毛细血管袢皱缩、塌陷，呈节段或球性分布，显著的足细胞增生肥大和空泡变性；③顶端型：硬化部位主要位于尿极；④细胞型：局灶性系膜细胞和内皮细胞增生同时可有足细胞增生、肥大和空泡变性；⑤非特殊型：无法归属上述亚型，硬化可发生于任何部位，常有系膜细胞及基质增生。其中非特殊型最为常见,约占半数以上。该病理类型约占我国原发性 NS 的 5%~10%。本病好发于青少年男性,多为隐匿起病,部分病例可由微小病变型肾病转变而来。大量蛋白尿及 NS 为其主要临床特点(发生率可达 50%~75%),约 3/4 患者伴有血尿,部分可见肉眼血尿。本病确诊时患者约半数有高血压和约 30% 有肾功能减退。多数顶端型 FSGS 糖皮质激素治疗有效,预后良好。塌陷型治疗反应差,进展快,多于两年内进入终末期肾衰。其余各型的预后介于两者之间。过去认为 FSGS 对糖皮质激素治疗效果很差,近年的研究表明 50% 患者治疗有效,只是起效较慢,平均缓解期为 4 个月。NS 能否缓解与预后密切相关,缓解者预后好,不缓解者 6~10 年超过半数患者进入终末期肾衰。

5.6.4 诊断

5.6.4.1 肾病综合征(NS)诊断标准

尿蛋白大于 3.5g/d;血浆白蛋白低于 30g/L;水肿;高脂血症。其中前两项为诊断所必需。

5.6.4.2 NS 诊断

确诊 NS。

确认病因:首先排除继发性和遗传性疾病,才能确诊为原发性 NS;最好进行肾活检,做出病理诊断。

判断有无并发症。

5.6.5 并发症

NS 的并发症是影响患者长期预后的重要因素,应积极防治。

5.6.5.1 感染

通常在激素治疗时无须应用抗生素预防感染,否则不但达不到预防目的,反而可能诱发真菌二重感染。一旦发现感染,应及时选用对致病菌敏感、强效且无肾毒性的抗生素积极治疗,有明确感染灶者应尽快去除。严重感染难控制时应考虑减少或停用激素,但需视患者具体情况决定。

5.6.5.2 血栓及栓塞并发症

一般认为,当血浆白蛋白低于 20g/L(特发性膜性肾病低于 25g/L)时抗凝治疗可给予肝素钠(也可选用低分子肝素)皮下注射或口服华法林。抗凝同时可辅以抗血小板药,如双嘧达莫或阿司匹林口服。对已发生血栓、栓塞者应尽早(6 小时内效果最佳,但 3 天内仍可望有效)给予尿激酶或链激酶全身或局部溶栓,同时配合抗凝治疗,抗凝药一般应持续应用半年以上。抗凝及溶栓治疗时均应避免药物过量导致出血。

5.6.5.3 急性肾衰竭

NS并发急性肾衰竭如处理不当可危及生命,若及时给予正确处理,大多数患者可望恢复。可采取以下措施:

袢利尿剂。对袢利尿剂仍有效者应予以较大剂量,以冲刷阻塞的肾小管管型;

血液透析。利尿无效,并已达到透析指征者,应给血液透析以维持生命,并在补充血浆制品后适当脱水,以减轻肾间质水肿;

原发病治疗。因其病理类型多为微小病变型肾病,应予以积极治疗;

碱化尿液。可口服碳酸氢钠碱化尿液,以减少管型形成。

5.6.5.4 蛋白质及脂肪代谢紊乱

在NS缓解前常难以完全纠正代谢紊乱,但应调整饮食中蛋白和脂肪的量和结构,力争将代谢紊乱的影响减少到最低限度。目前,不少药物可用于治疗蛋白质及脂肪代谢紊乱。如:ACEI及血管紧张素Ⅱ受体拮抗剂均可减少尿蛋白;有研究提示,中药黄芪可促进肝脏白蛋白合成,并可能兼有减轻高脂血症的作用。降脂药物可选择降胆固醇为主的羟甲戊二酸单酰辅酶A(HMG-CoA)还原酶抑制剂,如洛伐他汀等他汀类药物;或降甘油三酯为主的氯贝丁酯类,如非诺贝特等。NS缓解后高脂血症可自然缓解,则无须继续药物治疗。

5.6.6 治疗

5.6.6.1 一般治疗

凡有严重水肿、低蛋白血症者需卧床休息。水肿消失、一般情况好转后,可起床活动。

给予正常量0.8~1.0g/(kg·d)的优质蛋白(富含必需氨基酸的动物蛋白为主)饮食。热量要保证充分,每日每公斤体重不应少于30~35kcal。尽管患者丢失大量尿蛋白,但由于高蛋白饮食增加肾小球高滤过,可加重蛋白尿并促进肾脏病变进展,故目前一般不再主张应用。

水肿时应低盐(<3g/d)饮食。为减轻高脂血症,应少进富含饱和脂肪酸(动物油脂)的饮食,而多吃富含多聚不饱和脂肪酸(如植物油、鱼油)及富含可溶性纤维(如豆类)的饮食。

5.6.6.2 对症治疗

(1)利尿消肿

①噻嗪类利尿剂主要作用于髓袢升支厚壁段和远曲小管前段,通过抑制钠和氯的重吸收,增加钾的排泄而利尿。长期服用应防止低钾、低钠血症。

②潴钾利尿剂主要作用于远曲小管后段,排钠、排氯,但潴钾,适用于低钾血症的患者。单独使用时利尿作用不显著,可与噻嗪类利尿剂合用。常用氨苯蝶啶或醛固酮拮抗剂螺内酯。长期服用需防止高钾血症,肾功能不全患者应慎用。

③袢利尿剂主要作用于髓袢升支,对钠、氯和钾的重吸收具有强力的抑制作用。常用呋塞米(速尿)或布美他尼(丁尿胺)(同等剂量时作用较呋塞米强40倍),分次口服或静脉注射。在渗透性利尿药物应用后随即给药,效果更好。应用袢利尿剂时需谨防低钠血症及低钾、低氯血症性碱中毒发生。

④渗透性利尿剂通过一过性提高血浆胶体渗透压,可使组织中水分回吸收入血。此外,它们又经过肾小球滤过,造成肾小管内液的高渗状态,减少水、钠的重吸收而利尿。常用不含钠的右旋糖酐40(低分子右旋糖酐)或羟乙基淀粉(706羧甲淀粉)(分子量均为2.5万~4.5万)静脉点滴。随后加用袢利尿剂可增强利尿效果。但对少尿(尿量<400ml/d)患者应慎用此类药物,因其易与肾小管分泌的Tamm-Horsfall蛋白和肾小球滤过的白蛋白一起形成管型,阻塞肾小管,并由于其高渗作用导致肾小管上皮细胞变性、坏死,诱发"渗透性肾病",导致急性肾衰竭。

⑤提高血浆胶体渗透压血浆或血浆白蛋白等静脉输注均可提高血浆胶体渗透压,促进组织中水分回吸收并利尿,如再用呋塞米加于葡萄糖溶液中缓慢静脉滴注,有时能获得良好的利尿效果。但由于输入的蛋白均将于24~48小时内由尿中排出,可引起肾小球高滤过及肾小管高代谢,造成肾小球脏层及肾小管上皮细胞损伤、促进肾间质纤维化,轻者影响糖皮质激素疗效,延迟疾病缓解,重者可损害肾功能。故应严格掌握适应证,对严重低蛋白血症、高度水肿而又少尿(尿量<400ml/d)的NS患者,在必须利尿的情况下方可考虑使用,但也要避免过频过多。心力衰竭患者应慎用。

对NS患者利尿治疗的原则是不宜过快过猛,以免造成血容量不足、加重血液高凝倾向,诱发血栓、栓塞并发症。

(2)减少尿蛋白

持续性大量蛋白尿本身可导致肾小球高滤过、加重肾小管-间质损伤、促进肾小球硬化,是影响肾小球病预后的重要因素。已证实减少尿蛋白可以有效延缓肾功能的恶化。

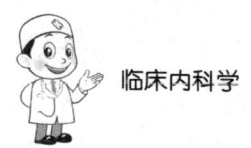

血管紧张素转换酶抑制剂(ACEI)或血管紧张素Ⅱ受体拮抗剂(ARB),除可有效控制高血压外,均可通过降低肾小球内压和直接影响肾小球基底膜对大分子的通透性,有不依赖于降低全身血压的减少尿蛋白作用。用 ACEI 或 ARB 降尿蛋白时,所用剂量一般应比常规降压剂量大,才能获得良好疗效。

(3)主要治疗(抑制免疫与炎症反应)

①糖皮质激素治疗:糖皮质激素(下面简称激素)用于肾脏疾病,主要是其抗炎作用。它能减轻急性炎症时的渗出,稳定溶酶体膜,减少纤维蛋白的沉着,降低毛细血管通透性而减少尿蛋白漏出;此外,尚可抑制慢性炎症中的增生反应,降低成纤维细胞活性,减轻组织修复所致的纤维化。糖皮质激素对疾病的疗效反应在很大程度上取决于其病理类型,微小病变的疗效最为迅速和肯定。使用原则和方案一般是:①起始足量:常用药物为泼尼松,口服 8 周,必要时可延长至 12 周;②缓慢减药;足量治疗后每 2～3 周减原用量的 10%,当减至 20mg/d 左右时症状易反复,应更加缓慢减量;③长期维持:最后以最小有效剂量再维持数月至半年。激素可采取全日量顿服或在维持用药期间两日量隔日一次顿服,以减轻激素的副作用。水肿严重、有肝功能损害或泼尼松疗效不佳时,可更换为泼尼松龙口服或静脉滴注。

根据患者对糖皮质激素的治疗反应,可将其分为"激素敏感型"(用药 8～12 周内 NS 缓解)、"激素依赖型"(激素减药到一定程度即复发)和"激素抵抗型"(激素治疗无效)三类,其各自的进一步治疗有所区别。

长期应用激素的患者可出现感染、药物性糖尿病、骨质疏松等副作用,少数病例还可能发生股骨头无菌性缺血性坏死,需加强监测,及时处理。

②细胞毒性药物:激素治疗无效,或激素依赖型或反复发作型,可以细胞毒药物协助治疗。由于此类药物多有性腺毒性、肝脏损伤及大剂量可诱发肿瘤的危险,因此,在用药指征及疗程上应慎重掌握。目前此类药物中,环磷酰胺(CTX)和苯丁酸氮介(CB1348)临床应用较多。

③免疫抑制剂:目前临床上常用的免疫抑制剂有环孢霉素 A、他克莫司(FK506)、麦考酚吗乙酯和来氟米特等。

既往免疫抑制剂常与糖皮质激素联合应用治疗多种不同病理类型的肾病综合征,近年来也推荐部分患者因对糖皮质激素相对禁忌或不能耐受(如未控制糖尿病、精神因素、严重的骨质疏松),及部分患者不愿接受糖皮质激素治疗方案或存在禁忌证的患者,可单独应用免疫抑制剂治疗(包括作为初始方案)某些病理类型的肾病综合征,如局灶节段性肾小球硬化、膜性肾病、微小病变型肾病等。

应用糖皮质激素及免疫抑制剂（包括细胞毒药物）治疗 NS 可有多种方案，原则上应以增强疗效的同时最大限度地减少副作用为宜。对于是否应用激素治疗、疗程长短，以及应否使用和选择何种免疫抑制剂（细胞毒药物）等应结合患者肾小球病的病理类型、年龄、肾功能和有否相对禁忌证等情况不同而区别对待，依据免疫抑制剂的作用靶目标，制定个体化治疗方案。近年来根据循证医学的研究结果，针对不同的病理类型，提出相应治疗方案。

近年来根据循证医学（evidence-based medicine，EBM）的研究结果，针对不同的病理类型，提出的相应治疗方案。

第一，微小病变型肾病常对激素治疗敏感，初治者可单用激素治疗。因感染、劳累而短期复发，去除诱因后仍不缓解者可再使用激素，疗效差或反复发作者应并用细胞毒药物，力争达到完全缓解并减少复发。

第二，膜性肾病对于本病的治疗目前有较大的争议，根据循证医学已有以下共识：①单用激素无效，必须激素联合烷化剂（常用环磷酰胺、苯丁酸氮芥）。效果不佳的患者可试用小剂量环孢素，一般用药应在半年以上；也可与激素联合应用。②早期膜性肾病疗效相对较好；若肾功能严重恶化，血肌酐 >354μmol/L 或肾活检示严重间质纤维化则不应给予上述治疗。③激素联合烷化剂治疗的对象主要为有病变进展高危因素的患者，如严重、持续性 NS，肾功能恶化和肾小管间质较重的可逆性病变等，应给予治疗。反之，则提议可先密切观察 6 个月，控制血压和用 ACEI 或（和）ARB 降尿蛋白，病情无好转再接受激素联合烷化剂治疗。另外，膜性肾病易发生血栓、栓塞并发症，应予以积极防治。

第三，局灶节段性肾小球硬化既往认为本病治疗效果不好，循证医学表明部分患者（30%～50%）激素有效，但显效较慢，建议足量激素治疗，应延长至 3～4 个月；足量激素用至 6 个月后无效，才能称之为激素抵抗。激素效果不佳者可试用环孢素。

第四，系膜毛细血管性肾小球肾炎本病疗效差，长期足量激素治疗可延缓部分儿童患者的肾功能恶化。对于成年患者，目前没有激素和细胞毒药物治疗有效的证据。临床研究仅发现口服 6～12 个月的阿司匹林（325mg/d）和（或）双嘧达莫（50～100mg，每日 3 次）可以减少尿蛋白，但对延缓肾功能恶化无作用。

第五，IgA 肾病参见本篇第五章"IgA 肾病"。尽管上述 EBM 的研究结果绝大部分来自西方国家，但值得从中借鉴并结合我们自己的经验进一步实践，再加以科学地总结分析。

（4）中医药治疗

单纯中医、中药治疗 NS 疗效出现较缓慢，一般主张与激素及细胞毒药物联合应用。

①辨证施治：NS 患者多被辨证为脾肾两虚，可给予健脾补肾利水的方剂（如真武汤）治疗。

②拮抗激素及细胞毒药物副作用：久用大剂量激素常出现阴虚内热或湿热，给予滋阴降火或清热祛湿的方剂，可减轻激素副作用；激素减量过程中辅以中药温补脾肾方剂，常可减少病情反跳、巩固疗效；应用细胞毒药物时配合补益脾肾及调理脾胃的中药，可减轻骨髓抑制及胃肠反应的副作用。③雷公藤总苷 10～20mg，每日 3 次口服，有降尿蛋白作用，可配合激素应用。国内研究显示该药具有抑制免疫、抑制肾小球系膜细胞增生的作用，并能改善肾小球滤过膜通透性。主要副作用为性腺抑制、肝功能损害及外周血白细胞减少等，及时停药后可恢复。本药毒副作用较大，甚至可引起急性肾衰竭，用时要小心监护。

（5）并发症防治

NS 的并发症是影响患者长期预后的重要因素，应积极防治。

①感染通常在激素治疗时无须应用抗生素预防感染，否则不但达不到预防目的，反而可能诱发真菌二重感染。免疫增强剂（如胸腺肽、转移因子及左旋咪唑等）能否预防感染尚不完全肯定。一旦发现感染，应及时选用对致病菌敏感、强效且无肾毒性的抗生素积极治疗，有明确感染灶者应尽快去除。严重感染难控制时应考虑减少或停用激素，但需视患者具体情况决定。

②血栓及栓塞并发症一般认为，当血浆白蛋白低于 20g/L 时，提示存在高凝状态，即应开始预防性抗凝治疗。可给予肝素钠 1875～3750U 皮下注射，每 6 小时 1 次（或可选用低分子肝素），维持试管法凝血时间于正常一倍；也可服用华法林，维持凝血酶原时间国际标准化比值（INR）于 1.5～2.5。抗凝同时可辅以抗血小板药，如双嘧达莫 300～400mg/d，分 3～4 次服，或阿司匹林 40～300mg/d 口服。对已发生血栓、栓塞者应尽早（6 小时内效果最佳，但 3 天内仍可望有效）给予尿激酶或链激酶全身或局部溶栓，同时配合抗凝治疗，抗凝药一般应持续应用半年以上。抗凝及溶栓治疗时均应避免药物过量导致出血。

③急性肾衰竭 NS 并发急性肾衰竭如处理不当可危及生命，若及时给予正确处理，大多数患者可望恢复。可采取以下措施：袢利尿剂：对袢利尿剂仍有效者应予以较大剂量，以冲刷阻塞的肾小管管型；血液透析：利尿无效，并已达到透析指征者，应给血

液透析以维持生命,并在补充血浆制品后适当脱水,以减轻肾间质水肿;原发病治疗。因其病理类型多为微小病变型肾病,应予以积极治疗;碱化尿液:可口服碳酸氢钠碱化尿液,以减少管型形成。

(6)蛋白质及脂肪代谢紊乱

在 NS 缓解前常难以完全纠正代谢紊乱,但应调整饮食中蛋白和脂肪的量和结构(如前所述),力争将代谢紊乱的影响减少到最低限度。目前,不少药物可用于治疗蛋白质及脂肪代谢紊乱。如:ACEI 及血管紧张素 II 受体拮抗剂均可减少尿蛋白;有研究提示,中药黄芪(30~60g/d 煎服)可促进肝脏白蛋白合成,并可能兼有减轻高脂血症的作用。降脂药物可选择降胆固醇为主的羟甲戊二酸单酰辅酶 A(HMGCoA)还原酶抑制剂,如洛伐他汀(lovastatin)等他汀类药物;或降甘油三酯为主的氯贝丁酯类,如非诺贝特(fenofibrate)等。NS 缓解后高脂血症可自然缓解,则无须再继续药物治疗。

5.6.6.3 预后

NS 预后的个体差异很大。决定预后的主要因素包括:

(1)病理类型

一般说来,微小病变型肾病和轻度系膜增生性肾小球肾炎的预后好。微小病变型肾病部分患者可自发缓解,治疗缓解率高,但缓解后易复发。早期膜性肾病仍有较高的治疗缓解率,晚期虽难以达到治疗缓解,但病情多数进展缓慢,发生肾衰竭较晚。系膜毛细血管性肾小球肾炎及重度系膜增生性肾小球肾炎疗效不佳,预后差,较快进入慢性肾衰竭。影响局灶节段性肾小球硬化预后的最主要因素是尿蛋白程度和对治疗的反应,自然病程中非 NS 患者 10 年肾存活率为 90%,NS 患者为 50%;而 NS 对激素治疗缓解者 10 年肾存活率达 90% 以上,无效者仅为 40%。

(2)临床因素

大量蛋白尿、高血压和高血脂均可促进肾小球硬化,上述因素如长期得不到控制,则成为预后不良的重要因素。

存在反复感染、血栓栓塞并发症者常影响预后。

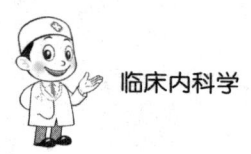

6 血液系统疾病

6.1 概述

血液系统,组成机体的系统之一,包括骨髓、胸腺、淋巴结、脾脏等器官,以及通过血液运行散布在全身的血细胞。负责血细胞的生成、调节、破坏。

6.2 贫血

贫血是指人体外周血红细胞容量减少,低于正常范围下限的一种常见的临床症状。由于红细胞容量测定较复杂,临床上常以血红蛋白(Hb)浓度来代替。我国血液病学家认为在我国海平面地区,成年男性 Hb<120g/L,成年女性(非妊娠)Hb<110g/L,孕妇 Hb<100g/L 就有贫血。

6.2.1 临床表现

贫血的病因,血液携氧能力下降的程度,血容量下降的程度,发生贫血的速度和血液、循环、呼吸等系统的代偿和耐受能力均会影响贫血的临床表现。最早出现的症状有头晕、乏力、困倦;而最常见、最突出的体征是面色苍白。症状的轻重取决于贫血的速度、贫血的程度和机体的代偿能力。

6.2.1.1 神经系统

头昏、耳鸣、头痛、失眠、多梦、记忆减退、注意力不集中等,乃是贫血缺氧导致神经组织损害所致常见的症状。小儿贫血时可哭闹不安、躁动甚至影响智力发育。

6.2.1.2 皮肤黏膜

苍白是贫血时皮肤、黏膜的主要表现。贫血时机体通过神经体液调节进行有效血容量重新分配,相对次要脏器如皮肤、黏膜则供血减少;另外,由于单位容积血液内红细胞和血红蛋白含量减少,也会引起皮肤、黏膜颜色变淡。粗糙、缺少光泽甚至形成溃疡是贫血时皮肤、黏膜的另一类表现,可能还与贫血的原发病有关。溶血性贫血,特别是血管外溶血性贫血,可引起皮肤、黏膜黄染。

6.2.1.3 呼吸循环系统

贫血时红细胞内合成较多的2,3-二磷酸甘油酸(2,3-DPG),以降低血红蛋白对氧的亲和力,使氧解离曲线右移,组织获得更多的氧。气急或呼吸困难,大都是由于呼吸中枢低氧或高碳酸血症所致。故轻度贫血无明显表现,仅活动后引起呼吸加快加深并有心悸、心率加快。贫血愈重,活动量愈大,症状愈明显。重度贫血时,即使平静状态也可能有气短甚至端坐呼吸。长期贫血,心脏超负荷工作且供氧不足,会导致贫血性心脏病,此时不仅有心率变化,还可有心律失常和心功能不全。

6.2.1.4 消化系统

贫血时消化腺分泌减少甚至腺体萎缩,进而导致消化功能减低、消化不良,出现腹部胀满、食欲减低、大便规律和性状的改变等。长期慢性溶血可合并胆道结石和脾大。缺铁性贫血可有吞咽异物感或异嗜症。巨幼细胞贫血或恶性贫血可引起舌炎、舌萎缩、牛肉舌、镜面舌等。

6.2.1.5 泌尿生殖内分泌系统

血管外溶血出现无胆红素的高尿胆原尿;血管内溶血出现血红蛋白尿和含铁血黄素尿,重者甚至可发生游离血红蛋白堵塞肾小管,进而引起少尿、无尿、急性肾衰竭。长期贫血影响睾酮的分泌,减弱男性特征;对女性,因影响女性激素的分泌而导致月经异常,如闭经或月经过多。在男女两性中性欲减退均多见。长期贫血会影响各内分泌腺体的功能和红细胞生成素的分泌。

6.3 缺铁性贫血

当机体对铁的需求与供给失衡,导致体内贮存铁耗尽(ID),继之红细胞内铁缺乏(IDE),最终引起缺铁性贫血(IDA)。IDA是铁缺乏症(包括ID,IDE和IDA)的最终阶段,表现为缺铁引起的小细胞低色素性贫血及其他异常。IDA是最常见的贫血。其发病率在发展中国家、经济不发达地区及婴幼儿、育龄妇女明显增高。上海地区人群调查显示:铁缺乏症的年发病率在6个月到2岁婴幼儿75.0%~82.5%、妊娠3个月以上妇女66.7%、育龄妇女43.3%、10~17岁青少年13.2%;以上人群IDA患病率分别为33.8%~45.7%、19.3%、11.4%、9.8%。患铁缺乏症主要和下列因素相关:婴幼儿辅食添加不足、青少年偏食、妇女月经量过多/多次妊娠/哺乳及某些病理因素（如胃大部切除、慢性失血、慢性腹泻、萎缩性胃炎和钩虫感染等）等。

6.3.1 病因

6.3.1.1 需铁量增加而铁摄入不足

多见于婴幼儿、青少年、妊娠和哺乳期妇女。婴幼儿需铁量较加,若不补充蛋类、肉类等含铁量较高的辅食,易造成缺铁。青少年偏食易缺铁。女性月经增多、妊娠或哺乳,需铁量增加,若不补充高铁食物,易造成IDA。

6.3.1.2 铁吸收障碍

常见于胃大部切除术后,胃酸分泌不足且食物快速进入空肠,绕过铁的主要吸收部位（十二指肠）,使铁吸收减少。此外,多种原因造成的胃肠道功能紊乱,如长期不明原因腹泻、慢性肠炎、克罗恩病等均可因铁吸收障碍而发生IDA。

6.3.1.3 铁丢失过多

慢性长期铁丢失而得不到纠正则造成IDA。如:慢性胃肠道失血（包括痔疮、胃十二指肠溃疡、食管裂孔疝、消化道息肉、胃肠道肿瘤、寄生虫感染、食管/胃底静脉曲张破裂等）、月经量过多（宫内放置节育环、子宫肌瘤及月经失调等妇科疾病）、咯血和肺泡出血（肺含铁血黄素沉着症、肺出血 – 肾炎综合征、肺结核、支气管扩张、肺癌等）、血红蛋白尿（阵发性睡眠性血红蛋白尿、冷抗体型自身免疫性溶血、心脏人工瓣膜、行军性血红蛋白尿等）及其他（遗传性出血性毛细血管扩张症、慢性肾功能衰竭行血液透析、多次献血等）。

6.3.2 临床表现

6.3.2.1 缺铁原发病表现

如妇女月经量多、消化道溃疡/肿瘤/痔疮导致的黑便/血便/腹部不适、肠道寄生虫感染导致的腹痛/大便性状改变、肿瘤性疾病的消瘦、血红蛋白尿等。

6.3.2.2 贫血表现

乏力、易倦、头晕、头痛、眼花、耳鸣、心悸、气短、食欲缺乏、苍白、心率增快。

6.3.2.3 组织缺铁表现

精神行为异常,如烦躁、易怒、注意力不集中、异食癖;体力、耐力下降;易感染;儿童生长发育迟缓、智力低下;口腔炎、舌炎、舌乳头萎缩、口角皲裂、吞咽困难;毛发干枯、脱落;皮肤干燥、皱缩;指（趾）甲缺乏光泽、脆薄易裂,重者指（趾）甲变平,甚至凹下呈勺状（反甲）。

6.3.3 检查

6.3.3.1 血象

呈小细胞低色素性贫血。平均红细胞体积(MCV)<80fl,平均红细胞血红蛋白含量(MCH)<26pg,平均红细胞血红蛋白浓度(MCHC)小于0.32。血片中可见红细胞体小、中心浅染区扩大。网织红细胞计数多正常或轻度增高。白细胞和血小板计数可正常或减低。

6.3.3.2 骨髓象

增生活跃或明显活跃;以红系增生为主,粒系、巨核系无明显异常;红系中以中、晚幼红细胞为主,其体积小、核染色质致密、胞质少、边缘不整齐,有血红蛋白形成不良表现("核老浆幼")。

6.3.3.3 铁代谢

骨髓涂片用亚铁氰化钾(普鲁士蓝反应)染色后,在骨髓小粒中无深蓝色的含铁血黄素颗粒,在幼红细胞内铁小粒减少或消失,铁粒幼细胞少于0.15;血清铁蛋白降低(<12μg/L);血清铁降低(<8.95μmol/L),总铁结合力升高(>64.44μmol/L),转铁蛋白饱和度降低(<15%)。sTfR(可溶性转铁蛋白受体)浓度超过8mg/L。

6.3.3.4 红细胞内卟啉代谢

FEP(红细胞游离原卟啉)>0.9μmol/L(全血),ZPP(锌原卟啉)>0.96μmol/L(全血),FEP/Hb(血红蛋白)>4.5μg/gHb。

6.4 巨幼细胞贫血

巨幼细胞性贫血,规范名称为巨幼细胞贫血,是由于脱氧核糖核酸(DNA)合成障碍所引起的一种贫血,主要系体内缺乏维生素 B_{12} 或叶酸所致,亦可因遗传性或药物等获得性DNA合成障碍引起。本症特点是呈大红细胞性贫血,骨髓内出现巨幼红细胞系列,并且细胞形态的巨型改变也见于粒细胞、巨核细胞系列,甚至某些增殖性体细胞。该巨幼红细胞易在骨髓内破坏,出现无效性红细胞生成。

6.4.1 病因

巨幼细胞贫血的发病原因主要是由于叶酸或(及)维生素 B_{12} 缺乏。

6.4.1.1 叶酸缺乏的病因

(1)摄入不足

叶酸每天的需要量为200~400μg。人体内叶酸的储存量仅够4个月之需。食物中缺少新鲜蔬菜、过度烹煮或腌制均可使叶酸丢失。乙醇可干扰叶酸的代谢,酗酒者常会有叶酸缺乏。小肠(特别是空肠段)炎症、肿瘤、手术切除及热带性口炎性腹泻均可导致叶酸的吸收不足。

(2)需要增加

妊娠期妇女每天叶酸的需要量为 400~600μg。生长发育的儿童及青少年以及慢性反复溶血、白血病、肿瘤、甲状腺功能亢进及长期慢性肾功能衰竭用血液透析治疗的患者,叶酸的需要都会增加,如补充不足就可发生叶酸缺乏。

(3)药物的影响

如甲氨蝶呤、氨苯蝶啶、乙胺嘧啶能抑制二氢叶酸还原酶的作用,影响四氢叶酸的生成。苯妥英钠、苯巴比妥对叶酸的影响机制不明,可能是增加叶酸的分解或抑制DNA合成。约67%口服柳氮磺胺吡啶的患者叶酸在肠内的吸收受抑制。

(4)其他

先天性缺乏甲酰基四氢叶酸还原酶的患者,常在10岁左右才被诊断。有些加强护理病房(ICU)的患者常可出现急性叶酸缺乏。

6.4.1.2 维生素 B_{12} 缺乏的病因

(1)摄入减少

人体内维生素 B_{12} 的储存量约为 2~5mg,每天的需要量仅为 0.5~1μg。正常时,每天有 5~10μg 的维生素 B_{12} 随胆汁进入肠腔,胃壁分泌的内因子可足够的帮助重吸收胆汁中的维生素 B_{12}。故素食者一般约需 10~15 年才会发展为维生素 B_{12} 缺乏。老年人和胃切除患者胃酸分泌减少,常会有维生素 B_{12} 缺乏。由于有胆汁中的维生素 B_{12} 的再吸收(肠肝循环),这类患者也和素食者一样,需经过 10~15 年才出现维生素 B_{12} 缺乏的临床表现。故一般由于膳食中维生素 B_{12} 摄入不足而致巨幼细胞贫血者较为少见。

(2)内因子缺乏

主要见于萎缩性胃炎、全胃切除术后和恶性贫血患者。发生恶性贫血的机制目前还不清楚。患者常有特发的胃黏膜完全萎缩和内因子的抗体存在,故有人认为恶性贫血属免疫性疾患。这类患者由于缺乏内因子,食物中维生素 B_{12} 的吸收和胆汁中维生素 B_{12} 的重吸收均有障碍。

(3)严重的胰腺外分泌不足

这类患者容易导致维生素 B_{12} 的吸收不良,这是因为在空肠内维生素 B_{12} – R 蛋白复合体需经胰蛋白酶降解,维生素 B_{12} 才能释放出来,与内因子相结合。这类患者一般在 3～5 年后会出现维生素 B_{12} 缺乏的临床表现。由于慢性胰腺炎患者通常会及时补充胰蛋白酶，故在临床上合并维生素 B_{12} 缺乏的并不多见。

(4) 细菌和寄生虫

小肠内存在异常高浓度的细菌和寄生虫也可影响维生素 B_{12} 的吸收，因为这些有机物可大量摄取和截留维生素 B_{12}。小肠憩室或手术后的盲端襻中常会有细菌滋生以及肠内产生的鱼绦虫，都会与人体竞争维生素 B_{12}，从而引起维生素 B_{12} 缺乏。

(5) 先天性转钴蛋白Ⅱ（TCⅡ）缺乏及接触氧化亚氮（麻醉剂）

可影响维生素 B_{12} 的血浆转运和细胞内的利用，亦可造成维生素 B_{12} 缺乏。

6.4.2 临床表现

6.4.2.1 一般临床表现

(1) 贫血

贫血起病隐匿，特别是维生素 B_{12} 缺乏者常需数月。而叶酸由于体内储存量少，可较快出现缺乏。某些接触氧化亚氮者、ICU 病房或血液透析的患者，以及妊娠妇女可在短期内出现缺乏，临床上一般表现为中度至重度贫血，除贫血的症状如乏力、头晕、活动后气短心悸外，严重贫血者可有轻度黄疸，可同时有白细胞数和血小板减少，患者偶有感染及出血倾向

(2) 胃肠道症状

胃肠道症状表现为反复发作的舌炎，舌面光滑、乳突及味觉消失、食欲不振。腹胀、腹泻及便秘偶见。

(3) 神经系统症状

维生素 B_{12} 缺乏特别是恶性贫血的患者常有神经系统症状，主要是由于脊髓后、侧索和周围神经受损所致。表现为乏力、手足对称性麻木、感觉障碍、下肢步态不稳、行走困难。小儿及老年人常表现脑神经受损的精神异常、无欲、抑郁、嗜睡或精神错乱。部分巨幼细胞贫血患者的神经系统症状可发生于贫血之前。

上述三组症状在巨幼细胞贫血患者中可同时存在也可单独发生，同时存在时其严重程度也可不一致。

6.4.2.2 特殊类型临床表现

(1) 麦胶肠病及乳糜泻（非热带性口炎性腹泻或特发性脂肪下痢）

麦胶肠病在儿童患者中称为乳糜泻，常见于温带地区，发病与进食某些谷类物质中的麦胶有关，患者同时对多种营养物质，如脂肪、蛋白质、碳水化合物、维生素以及矿

物质的吸收均有障碍。临床表现为乏力、间断腹泻、体重减轻、消化不良、腹胀、舌炎和贫血。大便呈水样或糊状,量多、泡沫多、很臭、有多量脂肪。血象和骨髓象为典型的巨幼细胞贫血,血清和红细胞叶酸水平降低。治疗主要是对症及补充叶酸,可以取得较好的效果,贫血纠正后宜用小剂量叶酸维持治疗,不进食含麦胶的食物亦很重要。

(2)热带口炎性腹泻(热带营养性巨幼细胞贫血)

本病病因不清楚。多见于印度、东南亚、中美洲以及中东等热带地区的居民和旅游者。临床症状与麦胶肠病相似。血清叶酸及红细胞叶酸水平降低、用叶酸治疗加广谱抗生素能使症状缓解及贫血纠正。缓解后应用小剂量叶酸维持治疗以防止复发。

(3)乳清酸尿症

乳清酸尿症是一种遗传性嘧啶代谢异常的疾病。除有巨幼细胞贫血外,尚有精神发育迟缓及尿中出现乳清酸结晶。患者的血清叶酸或维生素 B_{12} 的浓度并不低,用叶酸或维生素 B_{12} 治疗无效,用尿嘧啶治疗可纠正贫血。

(4)恶性贫血

恶性贫血是由于胃黏膜萎缩、胃液中缺乏内因子,因而不能吸收维生素 B_{12} 而发生的巨幼细胞贫血。发病机制尚不清楚,似与种族和遗传有关。

6.4.3 治疗

6.4.3.1 一般治疗

治疗基础疾病,去除病因。加强营养知识教育纠正偏食及不良的烹调习惯。

6.4.3.2 补充叶酸或维生素 B_{12}

(1)叶酸缺乏

口服叶酸。胃肠道不能吸收者可肌肉注射四氢叶酸钙,直至血红蛋白恢复正常。一般不需维持治疗。

(2)维生素 B_{12} 缺乏

肌肉注射维生素 B_{12},直至血红蛋白恢复正常。恶性贫血或胃全部切除者需终生采用维持治疗。维生素 B_{12} 缺乏伴有神经症状者对治疗的反应不一,有时需大剂量、长时间(半年以上)的治疗。对于单纯维生素 B_{12} 缺乏的患者,不宜单用叶酸治疗否则会加重维生素 B_{12} 的缺乏,特别是要警惕会有神经系统症状的发生或加重。

(3)严重的巨幼细胞贫血

患者在补充治疗后要警惕低血钾症的发生。因为在贫血恢复的过程中,大量血钾进入新生成的细胞内,会突然出现低钾血症,对老年患者和有心血管疾患、食欲缺乏者应特别注意及时补充钾盐。

6.5 再生障碍性贫血

再生障碍性贫血简称再障,是一组由多种病因所致的骨髓造血功能衰竭性综合征,以骨髓造血细胞增生减低和外周血全血细胞减少为特征,临床以贫血、出血和感染为主要表现。确切病因尚未明确,再障发病可能与化学药物、放射线、病毒感染及遗传因素有关。再障主要见于青壮年,其发病高峰期有2个,即15~25岁的年龄组和60岁以上的老年组。男性发病率略高于女性。根据骨髓衰竭的严重程度和临床病程进展情况分为重型和非重型再障以及急性和慢性再障。

6.5.1 病因

再障的发病可能和下列因素有关:

(1) 药物

是最常见的发病因素。

(2) 化学毒物

苯及其衍化物和再障关系已为许多实验研究所肯定,苯进入人体易固定于富含脂肪的组织,慢性苯中毒时苯主要固定于骨髓,苯的骨髓毒性作用是其代谢产物所致,后者可作用于造血祖细胞,抑制其DNA和RNA的合成,并能损害染色体。

(3) 电离辐射

X线、γ线或中子可穿过或进入细胞直接损害造血干细胞和骨髓微环境。长期超允许量放射线照射(如放射源事故)可致再障。

6.5.2 临床表现

6.5.2.1 急性型再障

起病急,进展迅速,常以出血和感染发热为首起及主要表现。病初贫血常不明显,但随着病程发展,呈进行性进展。几乎均有出血倾向,60%以上有内脏出血,主要表现为消化道出血、血尿、眼底出血(常伴有视力障碍)和颅内出血。皮肤、黏膜出血广泛而严重,且不易控制。病程中几乎均有发热,系感染所致,常在口咽部和肛门周围发生坏死性溃疡,从而导致败血症。肺炎也很常见。感染和出血互为因果,使病情日益恶化。

6.5.2.2 慢性型再障

起病缓慢,以贫血为首起和主要表现;出血多限于皮肤黏膜,且不严重;可并发感染,但常以呼吸道为主,容易控制。若治疗得当,坚持不懈,不少患者可获得长期缓解以至痊愈,但也有部分患者迁延多年不愈,甚至病程长达数十年,少数到后期进展为重型或极重型再障。

6.5.3 治疗

包括支持治疗和疾病针对性目标治疗两部分。支持治疗的目的是预防和治疗血细胞减少相关的并发症;目标治疗则是补充和替代极度减少和受损的造血干细胞,如异基因造血干细胞移植或免疫抑制治疗。年龄40岁,无HLA相合同胞供者的重型再生障碍性贫血首选强化免疫抑制治疗。非重型再障可采用雄性激素和环孢素治疗。

6.6 溶血性贫血

溶血性贫血(hemolyticanemia)是由于红细胞破坏速率增加(寿命缩短),超过骨髓造血的代偿能力而发生的贫血。骨髓有6~8倍的红系造血代偿潜力。如红细胞破坏速率在骨髓的代偿范围内,则虽有溶血,但不出现贫血,称为溶血性疾患,或溶血性状态。正常红细胞的寿命约120天,只有在红细胞的寿命缩短至15~20天时才会发生贫血。

6.6.1 病因和发病机制

溶血性贫血的根本原因是红细胞寿命缩短。造成红细胞破坏加速的原因可概括分为红细胞本身的内在缺陷和红细胞外部因素异常。前者多为遗传性溶血,后者引起获得性溶血。

6.6.1.1 红细胞内在缺陷

包括红细胞膜缺陷(如遗传性红细胞膜结构与功能缺陷、获得性红细胞膜锚链膜蛋白异常)、红细胞酶缺陷(如遗传性红细胞内酶缺乏)、珠蛋白异常(如遗传性血红蛋白病)等。

6.6.1.2 红细胞外部因素异常

包括免疫性因素、非免疫性因素。

(1)免疫因素

自身免疫性溶血性贫血(AIHA)、新生儿溶血、血型不合的输血、药物性溶贫等。

(2)非免疫性因素

①物理机械因素:人工心脏瓣膜、心瓣膜钙化狭窄、弥散性血管内凝血(DIC)、血栓性血小板减少性紫癜(TTP)、行军性血红蛋白尿、大面积烧伤等;

②化学因素:蛇毒、苯肼等;

③感染因素:疟疾、支原体肺炎、传染性单核细胞增多症等。

6.6.1.3 溶血发生的场所

红细胞破坏可发生于血循环中或单核–巨噬细胞系统,分别称为血管内溶血和血管外溶血。血管内溶血临床表现常较为明显,并伴有血红蛋白血症、血红蛋白尿和含铁血黄素尿。血管外溶血主要发生于脾脏,临床表现一般较轻,可有血清游离血红素轻度升高,不出现血红蛋白尿。在某些疾病情况下可发生原位溶血,如在巨幼细胞贫血及骨髓增殖异常综合征(MDS)等疾病时,骨髓内的幼红细胞在释放入外周血前已在骨髓内破坏,称为原位溶血或无效性红细胞生成,它亦属于血管外溶血,也可有黄疸。

6.6.2 分类

溶血性贫血有多种临床分类方法。按发病和病情可分为急性和慢性溶血。按溶血部位可分为血管内溶血和血管外溶血。临床意义较大的是按病因和发病机制分类。

6.6.3 临床表现

虽然溶血性贫血的病种繁多,但其具有某些相同特征。溶血性贫血的临床表现主要与溶血过程持续的时间和溶血的严重程度有关。

慢性溶血多为血管外溶血,发病缓慢,表现贫血、黄疸和脾大三大特征。因病程较长,患者呼吸和循环系统往往对贫血有良好的代偿,症状较轻。由于长期的高胆红素血症可影响肝功能,患者可并发胆石症和肝功能损害。在慢性溶血过程中,某些诱因如病毒性感染,患者可发生暂时性红系造血停滞,持续一周左右,称为再生障碍性危象。

急性溶血发病急骤,短期大量溶血引起寒战、发热、头痛、呕吐、四肢腰背疼痛及腹痛,继之出现血红蛋白尿。严重者可发生急性肾衰竭、周围循环衰竭或休克。其后出现黄疸、面色苍白和其他严重贫血的症状和体征。

6.6.4 治疗

溶血性贫血是一组异质性疾病,其治疗应因病因而异。正确的病因诊断是有效治疗的前提。下列是对某些溶血性贫血的治疗原则。

6.6.4.1 去除病因

获得性溶血性贫血如有病因可寻,去除病因后可望治愈。药物诱发的溶血性贫血

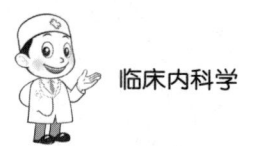

停用药物后,病情可能很快恢复。感染所致溶血性贫血在控制感染后,溶血即可终止。葡萄糖-6-磷酸脱氢酶(G6PD)缺乏症患者应避免食用蚕豆或服用氧化性药物;冷凝集综合征应注意防寒保暖;药物所致溶贫应立即停药;怀疑有溶血性输血反应,应立即停止输血,再进一步查明原因;感染亦可引起溶血或加重原有的溶血性缺陷,应注意防治

6.6.4.2 糖皮质激素和其他免疫抑制剂

主要用于某些免疫性溶血性贫血。糖皮质激素对温抗体型自身免疫性溶血性贫血,也可应用于PNH有较好的疗效。环孢素和环磷酰胺对某些糖皮质激素治疗无效的温抗体型自身免疫性溶血性贫血或冷抗体型自身免疫性溶血性贫血等少数免疫性溶贫有效。

6.6.4.3 输血或成分输血

输血可迅速改善贫血症状,但输血在某些溶血性贫血可造成严重的反应,故其指征应从严掌握。阵发性睡眠性血红蛋白尿症(PNH)输血后可能引起急性溶血发作。自身免疫性溶血性贫血有高浓度自身抗体者可造成配型困难。此外,输血后且可能加重溶血。因此,溶血性贫血的输血应视为支持或挽救生命的措施。必要时采用红细胞悬液或洗涤红细胞。

6.6.4.4 脾切除

适用于红细胞破坏主要发生在脾脏的溶血性贫血,如遗传性球形红细胞增多症(绝对适应证)、对糖皮质激素反应不良的自身免疫性溶血性贫血需要较大剂量糖皮质激素维持治疗者及某些血红蛋白病(丙酮酸酶缺乏及海洋性贫血),切脾后虽不能治愈疾病,但可不同程度地减轻红细胞的破坏,缓解病情。

6.6.4.5 其他治疗

严重的急性血管内溶血可造成急性肾衰竭、休克及电解质紊乱等致命并发症,应予积极处理。某些慢性溶血性贫血叶酸消耗增加,宜适当补充叶酸。慢性血管内溶血增加铁丢失,证实缺铁后可用铁剂治疗。长期依赖输血的重型珠蛋白生成障碍性贫血患者可造成血色病,可采用铁螯合剂驱铁治疗。

6.7 白血病

白血病是一类造血干细胞恶性克隆性疾病。克隆性白血病细胞因为增殖失控、分化障碍、凋亡受阻等机制在骨髓和其他造血组织中大量增殖累积,并浸润其他非造血组织和器官,同时抑制正常造血功能。临床可见不同程度的贫血、出血、感染发热以及

肝、脾、淋巴结肿大和骨骼疼痛。据报道,我国各地区白血病的发病率在各种肿瘤中占第六位。

6.7.1 病因

6.7.1.1 病毒因素

RNA病毒在鼠、猫、鸡和牛等动物的致白血病作用已经肯定,这类病毒所致的白血病多属于T细胞型。

6.7.1.2 化学因素

一些化学物质有致白血病的作用。接触苯及其衍生物的人群白血病发生率高于一般人群。亦有亚硝胺类物质、保泰松及其衍生物、氯霉素等诱发白血病的报道。某些抗肿瘤细胞毒药物,如氮芥、环磷酰胺、丙卡巴肼、VP16、VM26等都有致白血病作用。

6.7.1.3 放射因素

有证据显示,各种电离辐射可以引起人类白血病。白血病的发生取决于人体吸收辐射的剂量,整个身体或部分躯体受到中等剂量或大剂量辐射后都可诱发白血病。小剂量辐射能否引起白血病仍不确定。经常接触放射线物质(如钴-60)者白血病发病率明显增加。大剂量放射线诊断和治疗可使白血病发生率增高。

6.7.1.4 遗传因素

有染色体畸变的人群白血病发病率高于正常人。

6.7.2 分类

按起病的缓急可分为急、慢性白血病。急性白血病细胞分化停滞在早期阶段,以原始及早幼细胞为主,疾病发展迅速,病程数月。慢性白血病细胞分化较好,以幼稚或成熟细胞为主,发展缓慢,病程数年。按病变细胞系列分类,包括髓系的粒、单、红、巨核系和淋巴系的T和B细胞系。临床上常将白血病分为淋巴细胞白血病、髓细胞白血病、混合细胞白血病等。

6.7.3 临床表现

儿童及青少年急性白血病多起病急骤。常见的首发症状包括发热、进行性贫血、显著的出血倾向或骨关节疼痛等。起病缓慢者以老年及部分青年病人居多,病情逐渐进展。此外,少数患者可以抽搐、失明、牙痛、牙龈肿胀、心包积液、双下肢截瘫等为首发症状。

6.7.4 治疗

由于白血病分型和预后分层复杂,因此没有千篇一律的治疗方法,需要结合细致的分型和预后分层制定治疗方案。目前主要有下列几类治疗方法:化学治疗、放射治疗、靶向治疗、免疫治疗、干细胞移植等。通过合理的综合性治疗,白血病预后得到极大的改善,相当多的患者可以获得治愈或者长期稳定,白血病是"不治之症"的时代过去了。

6.7.4.1 AML 治疗(非 M3)

通常需要首先进行联合化疗,即所谓"诱导化疗",常用 DA(3+7)方案。诱导治疗后,如果获得缓解,进一步可以根据预后分层安排继续强化巩固化疗或者进入干细胞移植程序。巩固治疗后,目前通常不进行维持治疗,可以停药观察,定期随诊。

6.7.4.2 M3 治疗

由于靶向治疗和诱导凋亡治疗的成功,PML-RARα 阳性急性早幼粒细胞白血病(M3)成为整个 AML 中预后最好的类型。越来越多的研究显示,全反式维 A 酸联合砷剂治疗可以治愈绝大多数 M3 患者。治疗需要严格按照疗程进行,后期维持治疗的长短则主要依据融合基因残留情况决定。

6.7.4.3 ALL 治疗

通常先进行诱导化疗,成人与儿童常用方案有差异,但是近年来研究认为,采用儿童方案治疗成人患者结果可能优于传统成人方案。缓解后需要坚持巩固和维持治疗。高危患者有条件可以做干细胞移植。合并 Ph1 染色体阳性的患者推荐联合酪氨酸激酶抑制剂进行治疗。

6.7.4.4 慢性粒细胞白血病治疗

慢性期首选酪氨酸激酶抑制剂(如伊马替尼)治疗,建议尽早且足量治疗,延迟使用和使用不规范容易导致耐药。因此,如果决定使用伊马替尼,首先不要拖延,其次一定要坚持长期服用(接近终生),而且服用期间千万不要擅自减量或者停服,否则容易导致耐药。加速期、急变期通常需要先进行靶向治疗(伊马替尼加量或者使用二代药物),然后选择机会尽早安排异体移植。

6.7.4.5 慢性淋巴细胞治疗

早期无症状患者通常无须治疗,晚期则可选用多种化疗方案,例如留可然单药治疗,氟达拉滨、环磷酰胺联合美罗华等化疗。新药苯达莫司汀、抗 CD52 单抗等也有效。近年来发现 BCR 通路抑制剂的靶向治疗可能有显著效果。有条件的难治患者可以考虑异体移植治疗。

6.7.4.6 中枢神经系统白血病的治疗

虽然 ALL、AML 中的 M4、M5 等类型常见合并 CNSL,但是其他急性白血病也都可以出现。由于常用药物难以透过血脑屏障,因此这些患者通常需要做腰穿鞘注预防和治疗 CNSL。部分难治性患者可能需要进行全颅脑脊髓放疗。

6.7.4.7 干细胞移植

除了少数特殊患者可能会从自体移植中受益,绝大多数白血病患者应该做异体移植。随着移植技术的进步,供者选择、移植风险及远期预后等方面都已经有显著进步,因此,异体移植目前是各种中高危白血病重要的根治性手段。

6.7.4.8 新的治疗方法展望

虽然移植可以获得较好的生存效果,但是移植物抗宿主病等并发症可能严重影响患者的生活质量。因此,选择性免疫治疗和各种分子靶向治疗是将来治愈白血病的希望,例如肿瘤疫苗、细胞治疗、细胞信号通路调节剂等。

6.7.5 预后

除慢性粒细胞性白血病外,急性白血病、慢性淋巴细胞白血病都具有多种不同预后指标,根据不同的指标,可以将这些患者分为不同预后层次,从而采取不同强度的治疗。因此,现代医学对于白血病的认识越来越细化,所有患者在确诊后都应该尽可能完善各种预后分层所需要的全面检查,然后制定个体化的治疗方案。这些预后指标中,尤其以染色体和各种基因异常为重要。

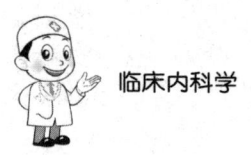

7 内分泌系统疾病及代谢疾病

7.1 概述

内分泌系统是由胚胎中胚层和内胚层发育成的细胞或细胞群(即内分泌腺体)。它们分泌微量化学物质激素通过血液循环到达靶细胞,与相应的受体相结合,影响代谢过程而发挥其广泛的全身性作用。内分泌系统与由外胚层发育分化的神经系统相配合,维持机体内环境的平衡、为了保持平衡的稳定,内分泌系统间有一套完整的互相制约,互相影响和较复杂的正负反馈系统。使在外条件有不同变化时,与神经系统共同使内环境仍能保持稳定,这是维持生命和保持种族延续的必要条件。任何一种内分泌细胞的功能失常所致的一种激素分泌过多或缺乏,均可引起相应的病理生理变化。

7.2 垂体瘤

垂体瘤是一组从垂体前叶和后叶及颅咽管上皮残余细胞发生的肿瘤。临床上有明显症状者约占颅内肿瘤的10%。男性略多于女性,垂体瘤通常发生于青壮年时期,常常会影响患者的生长发育、生育功能、学习和工作能力。临床表现为激素分泌异常症群、肿瘤压迫垂体周围组织的症群、垂体卒中和其他垂体前叶功能减退表现。

7.2.1 临床表现

7.2.1.1 激素分泌异常症群

激素分泌过多症群,如生长激素过多引起肢端肥大症;激素分泌过少症群。当无功能肿瘤增大,正常垂体组织遭受破坏时,因促性腺激素分泌减少而闭经。不育或阳痿常最早发生而多见。

7.2.1.2 肿瘤压迫垂体周围组织的症群

神经纤维刺激征呈持续性头痛。

视神经、视交叉及视神经束压迫症患者出现视力减退、视野缺损和眼底改变;其他压迫症群。

7.2.2 检查

7.2.2.1 颅 X 线平片

正侧位片示蝶鞍增大、变形、鞍底下陷,有双底,鞍背变薄向后竖起,骨质常吸收破坏。

7.2.2.2 CT 扫描

垂体密度高于脑组织。

7.2.3 诊断

在临床上,垂体瘤的发病主要是发生在垂体上的良性肿瘤,同时又称为垂体腺瘤,是常见的神经内分泌肿瘤之一,占中枢神经系统肿瘤的 10%~15%。绝大多数的垂体腺瘤都是良性肿瘤。

7.2.4 并发症

术后可出现尿崩症、蝶窦炎、水、电解质紊乱、脑脊液漏、视力障碍加重、脑神经麻痹、脑膜炎、血管损伤、中枢神经受损等。

7.2.5 治疗

7.2.5.1 综合治疗

垂体瘤的治疗主要包括手术、药物及放射治疗三种。正是由于没有一种方法可以达到完全治愈的目的,所以各种治疗方法各有利弊,应该根据患者垂体瘤的大小、激素分泌的情况、并发症及共患疾病的情况、患者的年龄、是否有生育要求以及患者的经济情况制定个体化的治疗方案。

垂体瘤的治疗是一个多科室协作的综合治疗过程。

7.2.5.2 放疗

由于垂体瘤属于腺瘤,本身对放疗的敏感性较差,放疗后 70%~80% 的患者出现垂体功能降低,降低了患者的生活质量,所以放疗只适用于手术残余、不能耐受手术、对药物不敏感、有共患疾病不能够接受手术或药物治疗的患者。

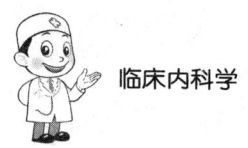

7.2.5.3 药物治疗

对于垂体泌乳素分泌型肿瘤,90%以上的患者(无论是微腺瘤还是大腺瘤)都可以用多巴胺激动剂(短效制剂溴隐亭,长效制剂卡麦角林)控制 PRL 水平,使肿瘤的体积缩小。只有那些对该类药物过敏或不耐受、肿瘤压迫导致的急性症状需要急诊手术解压或患者不愿意接受手术治疗的泌乳素瘤病人,才选择手术治疗。在服用溴隐亭治疗期间,应该逐渐增加溴隐亭的剂量,直到血清 PRL 水平降至正常水平以后,调整剂量长期维持治疗。

生长激素分泌型肿瘤的患者不论接受何种治疗,都应该达到以下几个治疗目标:消除肿瘤,减少肿瘤的复发,GH 达标,缓解临床症状,尽量保全垂体功能,提高患者的生活质量,延长患者的寿命。

对于生长激素分泌型垂体瘤,近 20 年的主要进展是生长抑素类似物的应用。该药物的临床应用,使得 GH 分泌型肿瘤的治愈率明显提高。近几年生长抑素类似物长效制剂如长效奥曲肽、索马杜林等用于临床,使得患者的依从性大为提高。术前应用该类药物可以迅速降低患者的血清 GH 水平,减轻患者的症状、缩小肿瘤的体积,为手术彻底切除肿瘤创造良好的术前条件。生长抑素类似物用于 GH 分泌型肿瘤的另外的适应证包括:术后残余患者、放疗后 GH 尚未降低至正常的患者的过渡治疗。应用生长激素类似物后,对于那些因伴有心衰、呼吸睡眠暂停、控制不良的高血糖、高血压的患者,因不能耐受麻醉的患者,提供了术前准备治疗的机会。生长抑素类似物用于促甲状腺激素分泌型肿瘤也取得了满意的治疗效果。

7.2.5.4 手术治疗

目前对垂体瘤的治疗还是以手术为主,辅以药物治疗、放射治疗。垂体瘤的位置在鞍区,周围有视神经、颈内动脉、下丘脑等重要神经结构,所以手术还是有一定风险的。目前手术方法有经蝶窦,开颅和伽马刀。瘤体直径大于 3 厘米与视神经粘连或视力受损的肿瘤可先行手术治疗,手术必须达到视神经充分减压,术后再行伽马刀治疗,但是术后仍旧有可能复发,因此需定期复查。

7.2.6 预防

7.2.6.1 术后并发症

垂体瘤手术会影响到垂体后叶,容易引起手术后垂体后叶素分泌不足,可导致尿量增多乃至尿崩。其他并发症,有下丘脑反应、视神经受损、脑脊液漏等。

7.2.6.2 复查

一些侵袭性垂体瘤,非常容易复发。病人手术后三天、一个月、三个月、半年、一年都需复查,观察手术区域的动态变化,评价手术疗效。

7.2.6.3 手术后的放疗

一般垂体瘤,不需要作术后放疗,只有一些侵袭性垂体瘤,术后有残留或复发,要放疗或者伽马刀治疗。

7.2.7 预后

根据患者的不同需求,制定出个性化的治疗方案。最终使患者的肿瘤得以切除,在终身随诊中,避免肿瘤的复发,尽量保全患者的垂体功能,使升高的分泌激素降至正常范围,使降低的垂体激素替代至与年龄相匹配的正常范围,提高患者的生存质量,延长患者的寿命。

7.3 巨人症和肢端肥大症

7.3.1 巨人症

系腺垂体分泌生长激素(GH)过多所致。青少年因骨骺未闭形成巨人症;青春期后骨骺已融合则形成肢端肥大症;少数青春期起病至成年后继续发展形成巨人症。本病早期(形成期),体格、内脏普遍性肥大,垂体前叶功能亢进;晚期(衰退期),体力衰退,出现继发性垂体前叶功能减退。

7.3.1.1 病因

(1)垂体性

占绝大多数。包括 GH 细胞增生或腺瘤、GH/PRL 细胞混合腺瘤、促泌乳生长激素细胞腺瘤、嗜酸细胞腺瘤等。

(2)垂体外

异源性 GH/及或 GHRH 分泌肿瘤(肺、胰腺癌、下丘脑错构瘤、类癌、胰岛细胞瘤)。

7.3.1.2 临床表现

起病缓慢,早期可无症状,而后逐渐出现面增长变阔,眉及双颧隆突,巨鼻大耳,唇舌肥厚,下颌渐突出,牙齿稀疏,鼻翼与喉头增大,语言钝浊,容貌趋丑陋。指趾粗短、掌跖肥厚,全身皮肤粗厚、多汗、多脂。少数甲状腺肿大,基础代谢率增高,甲状腺功能少数亢进。内脏普遍肥大,胸廓增大。男子性欲亢进,女子多数月经紊乱、闭经、不育。半数伴糖耐量损害,多饮多尿,伴高催乳素血症者可乳溢。晚期可有头痛、视野缺损和高血压,也可出现继发性甲状腺功能减退症,继发性肾上腺皮质功能减退,性腺萎缩和

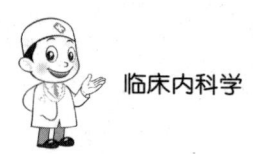

性功能减退症,骨质疏松,脊柱活动受限等。垂体性巨人症表现为儿童期过度生长,身材高大,四肢生长尤速。食欲亢进,臂力过人。晚期(衰退期)体力日渐衰弱。

7.3.1.3 鉴别诊断

应与皮肤骨膜肥厚症、空泡蝶鞍等鉴别。

皮肤骨膜肥厚症的 X 线表现主要为:四肢骨骨膜增生及骨干增粗,呈对称性,以胫腓骨和尺桡骨为主。骨膜早期呈锯齿状,随病程进展相互连接呈层状;骨膜以骨干远端最明显,且渐向近端蔓延,一般不累及骨骺和干骺端。

空泡蝶鞍多见于女性,尤以中年以上较胖的多产妇为多。头痛是最常见的症状,有时剧烈,可有轻、中度高血压。少数病人有视力减退和视野缺损,可呈向心性缩小或颞侧偏盲,良性颅内压增高症(假性脑肿瘤),可伴有视神经盘水肿及脑脊液压力增高。部分病人有脑脊液鼻漏。少数病人伴有垂体功能低下,可呈轻度性腺和甲状腺功能减退,及高泌乳素血症。垂体后叶功能一般正常,但在个别小儿中可出现尿崩症。儿童中可伴有骨骼发育不良综合征。

7.3.1.4 并发症

易并发肾上腺皮质功能减退;性腺萎缩和性功能减退症;垂体前叶机能低下等症。

7.3.1.5 治疗

(1)放射治疗

内照射和外照射(可用深度 X 光、钴 60 和重粒子等),多数较敏感,也可用 x-刀,γ-刀立体放射治疗。

(2)手术治疗

经蝶手术较好。如腺瘤大、混合瘤有鞍外发展者,需联合其他方法治疗。

(3)药物治疗

①抑制 GH 分泌药物溴隐亭。氯丙嗪、庚啶等疗效不肯定。

②性激素可减轻症状。如甲羟孕酮(安宫黄体酮);已烯雌酚。两者可交替或同时服用。巨人症已达青春期或女孩身高超过 165 厘米宜开始性激素治疗。以促使骨骺融合。

③生长抑素奥曲肽,6 个月后见效。

④激素替代疗法衰退期并发垂体前叶机能低下者需应用相应的激素替代疗法。

7.3.2 肢端肥大症

肢端肥大症是腺垂体分泌生长激素(GH)过多所致的体型和内脏器官异常肥大,

并伴有相应生理功能异常的内分泌与代谢性疾病。

生长激素过多主要引起骨骼、软组织和内脏过度增长,在青春期少年表现为巨人症,在成年人则表现为肢端肥大症,可出现颅骨增厚、头颅及面容宽大、颧骨高、下颌突出、牙齿稀疏和咬合不良、手脚粗大、驼背、皮肤粗糙、毛发增多、色素沉着、鼻唇和舌肥大、声带肥厚和音调低粗等表现。

生长激素异位分泌较罕见,过多的 GHRH 促使垂体 GH 细胞增生常见于癌性肿瘤,罕见于下丘脑错构瘤、胶质瘤和神经节细胞瘤等。

7.3.2.1 病因

儿童时期与青春期患病时生长激素分泌增多可导致骨骺闭合延迟、长骨生长加速而发生巨人症;青春期后骨骺已融合则形成肢端肥大症;少数青春期起病至成年后继续发展形成巨人症。

垂体前叶分泌 GH 受下丘脑产生的 GHRH(生长激素释放激素)和下丘脑、胰腺等组织产生的生长抑素控制。GH 进入循环后可刺激肝脏合成胰岛素样生长因子(IGF,生长介素),引起指端肥大、骨关节增生、心肌肥厚、内脏肥大增生、胰岛素抵抗、结肠息肉和肿瘤发生等。

多激素分泌性 GH 腺瘤可同时分泌 PRL(催乳素)、TSH(促甲状腺素)和 ACTH(促肾上腺皮质激素释放激素);GH 腺瘤可伴随 McCune – Albright 综合征(多发性骨纤维不良、皮肤咖啡斑和性早熟等),也可伴随 MEN – 1(多内分泌腺瘤病 1 型)、Carney 综合征(皮肤和心脏黏液瘤、Cushing 综合征和 GH 腺瘤)。

7.3.2.2 临床表现

本病早期(形成期),体格、内脏普遍性肥大,垂体前叶功能亢进;晚期(衰退期),体力衰退,出现继发性垂体前叶功能减退。

本病较少见,多发生于青壮年男性,平均发病年龄为 40~45 岁。一般起病较缓,病程较长,可达 30 余年。

儿童期发病的 GH 腺瘤表现为巨人症;成人发病者主要表现为占位效应和内分泌紊乱,如面容粗陋、头痛乏力、多汗、腰酸背痛、手足增宽增大、帽号与鞋号不断增加,还可出现糖尿病与甲亢的症状体征:

①骨骼和肌肉系统:肢端肥大、下颌过大、上颌变宽、前额隆起、鼻骨增生肥大、鼻旁窦扩大等,单发或多发的非炎症性的骨性关节病,性激素减少造成骨质疏松。

②皮肤:油样皮肤、多汗、体毛粗糙,面容粗糙、手指变粗、皮肤皱褶和足跟肥厚等。

③心血管系统:动脉粥样硬化、左心肥厚、心脏扩大、血压偏高、心脑血管疾病、心

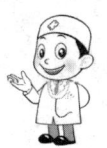

肌单核细胞浸润和间质纤维化。早期为高循环动力学状态,如心率增加、心搏出量增大和血管阻力下降;无高血压、糖耐量正常的年轻患者的亚临床心肌病表现为休息时双侧心室舒张功能不全、运动时心功能受损;20%患者在确诊时有症状性心血管病,如高血压病、冠心病、心律不齐、传导阻滞、心瓣膜病等,降低 GH 和 IGF 可使上述症状改善。

④呼吸系统:上呼吸道黏膜组织肥厚和软腭、舌肌肥大,造成睡眠呼吸暂停和打鼾;声带肥厚造成声门狭窄,麻醉插管困难。

⑤神经系统:50%有感觉和运动性多发神经炎,呈手套和袖套样分布,外周神经局灶性麻痹、近端肌肉无力和抽搐,腕管综合征和血浆 CPK(肌酸磷酸激酶)升高,精神抑郁、注意力不集中、焦虑等。

⑥内分泌系统:50%以上有闭经或阳痿,30%合并高泌乳素血症,25%出现继发性甲状腺或肾上腺功能不全;多激素分泌性肿瘤多造成甲亢、甲状腺增生或肿瘤;青春期前的儿童表现为直线性生长、巨人症和性早熟;青春期儿童表现为生长迅速、闭经或性功能低下,常伴有头痛和视力障碍,半数患儿有高泌乳素血症或垂体功能不全。

⑦代谢:20%~30%出现胰岛素抵抗、糖耐量受损或诱发糖尿病;可促进氨基酸转换和蛋白质合成;血脂增高;抗利尿作用造成体液和细胞外液增加,引起高血压;促进胃肠对钙的吸收,造成血清钙磷增高、尿钙和磷酸盐增多、泌尿系统结石和骨密度增高。

⑧肿瘤:结肠、直肠腺瘤和癌症的发生率高可能与肠道上皮细胞的过度增生有关,甲状腺肿瘤发生率也增高。

⑨垂体功能低下表现:性功能障碍、全身无力、阳痿、闭经、两性生殖器萎缩。

常见临床症状和体征有面容改变、肢体末端增大、软组织肿胀,多汗,肢体麻木/腕管综合征,疲劳、倦怠,头痛,月经失调、闭经、不育(女),阳痿、性欲减退(男),关节病,糖耐量受损/糖尿病,甲状腺肿,耳、鼻、口腔和咽喉症状,充血性心力衰竭/心律不齐,高血压,视野缺损。

本病多为垂体生长激素腺瘤引起,后者约占全部垂体瘤的 20%,其中 75% 表现为垂体大腺瘤,故除上述内分泌表现外,患者常有头痛、双颞侧视野偏盲等垂体腺瘤对周围神经结构压迫的表现。

7.3.2.3 诊断

主要根据患者的病史、典型的临床表现、视功能和其他神经系统以及内分泌学、影像学检查来综合判断,明确是否存在垂体生长激素腺瘤,其大小、位置(鞍内、鞍上、鞍旁、鞍后、鞍下)、有无海绵窦及周围组织的侵袭,了解肿瘤的生物学活性、激素分泌特点和病理类型。

7.3.2.4　鉴别诊断

肢端肥大症的外观表现主要需与皮肤骨膜肥厚症相鉴别,后者的 X 线表现主要为:四肢骨骨膜增生及骨干增粗,呈对称性,以胫腓骨和尺桡骨为主。骨膜早期呈锯齿状,随病程进展相互连接呈层状;骨膜以骨干远端最明显,且渐向近端蔓延,一般不累及骨骺和干骺端。

垂体生长激素腺瘤主要需与如下疾病相鉴别:

①鞍区其他性质的肿瘤:如颅咽管瘤、脑膜瘤、胶质瘤、鞍区生殖细胞瘤、脊索瘤、鞍区表皮样囊肿或皮样囊肿、施万细胞瘤、转移瘤和神经垂体肿瘤等,白血病、淋巴瘤和浆细胞瘤等引起的原发性或继发性鞍区症状。

②鞍区先天性畸形或其他非肿瘤性病变:如 Rathke 囊肿、空蝶鞍、鞍区蛛网膜囊肿、颈内动脉及大脑前动脉或前交通动脉瘤、交通性脑积水所致的第三脑室扩大等。

③鞍区炎症性疾患:垂体脓肿、蛛网膜粘连、结核性脑膜炎和黏液囊肿,鞍区的真菌感染、艾滋病患者的弓形虫扩肺孢子虫感染、淋巴细胞性垂体炎、朗格汉斯组织细胞增多症。

7.3.2.5　并发症

(1)局部

头痛、视野缺损、脑神经病变、脑积水和颞叶癫痫。

(2)全身

①心血管系统:心肌缺血、心肌病、充血性心力衰竭、心律不齐、高血压。

②呼吸系统:驼背和桶状胸、睡眠窒息。

③中枢神经系统:卒中。

④代谢:糖尿病、糖耐量减低(胰岛素抵抗)、高脂血症(甘油三酯)。

⑤肿瘤:结肠和直肠、乳腺和前列腺肿瘤。

⑥骨骼:退行性骨关节病,钙质沉积、焦磷酸盐性关节病。

7.3.2.6　治疗

(1)手术治疗

①经蝶窦垂体瘤切除术:适应证:无明显鞍上扩展的Ⅰ、Ⅱ、Ⅲ、Ⅳ级或O、A级肿瘤,尤其是内分泌功能活跃的肿瘤;有明显向蝶窦侵犯的Ⅲ、Ⅳ级肿瘤,无明显视力、视野改变或稍有改变者;向海绵窦侵蚀的E级肿瘤,无明显视力、视野改变者;有明显鞍

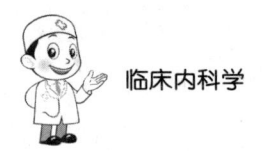

上扩展的 A~B 级肿瘤、无严重视力损害、有蝶鞍及鞍隔孔扩大(冠位扫描肿瘤呈椭圆形而非哑铃型)、鞍上肿块严格位于中线且左右对称者。

禁忌证:鼻部感染或慢性鼻窦炎、黏膜充血;未成年或蝶窦气化不佳的甲介型;鞍隔口较小,冠位扫描见鞍上和鞍内的肿块呈哑铃状,鞍上肿块不易切除者④肿块较大(C 级)或向颅前、中、后凹扩展(D 级)。

手术入路:有经唇下－鼻中隔－蝶窦入路;经鼻前庭—鼻中隔—蝶窦入路;经筛窦－蝶窦入路;直接经鼻蝶窦入路。

术后处理:抗生素(2 周),一般不用脱水剂和激素,必要时予以激素替代治疗(如 ACTH 腺瘤),尿崩者予以神经垂体抗利尿激素。

主要并发症:脑脊液漏、脑膜炎、尿崩症。

②经颅垂体腺瘤切除术:适应证:高度向蝶鞍上方发展的肿瘤达到 B 级或 C 级者;巨型垂体腺瘤向鞍上发展且蝶鞍不扩大者;鞍隔上、下的瘤块呈哑铃型生长者;鞍上瘤块向颅前、中、后凹生长者(D1、D2 和 D3 级肿瘤);鞍上分叶状瘤块。

手术入路:经额下(硬膜内)入路;经额下硬膜外入路;经翼点入路;额下和翼点联合入路;经单侧颞下硬膜外海绵窦入路;眉间－颅前凹底入路;眶上锁孔入路;单侧经眶、额、蝶联合入路。

术后处理:予以脱水和激素治疗,检查电解质,垂体功能低下、尿崩、高热、昏迷、胃肠道出血等的对症治疗。

(2)放射治疗

①传统放疗:多采用分次放射治疗(45~55)Gy/(4~5)w,可有迟发性垂体功能低下、视力减退、颞叶放射性脑坏死、血管损伤、认知记忆障碍和继发性肿瘤等。

②伽马刀放疗:最具优势,能控制分泌性肿瘤的激素水平,改善临床症状;缩小或控制肿瘤生长;保护正常垂体组织。无功能性腺瘤周边剂量 10~12Gy 可控制生长,生长激素腺瘤需 30Gy 控制临床症状;PRL 腺瘤需 30Gy 以上;ACTH 腺瘤可用 23~34Gy 控制生长并改善水平;一般认为使激素水平正常化的剂量至少为 35Gy。

③X 刀:精度差,并发症高。

(3)药物治疗

①多巴胺兴奋剂:溴隐亭,卡麦角林可改善肢端肥大症患者的症状,但不能使血清 GH 和 IGF-1 的水平恢复正常。

②生长抑素:奥曲肽。

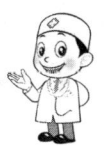

7.4 生长激素缺乏性侏儒症

儿因生长激素(GH)缺乏所导致的矮小,称为生长激素缺乏症,又称为垂体性侏儒症。身材矮小是指在相似环境下,儿童身高低于同种族、同年龄、同性别个体正常身高2个标准差以上,或者低于正常儿童生长曲线第3百分位。在众多因素中,内分泌的生长激素(GH)对身高的影响起着十分重要的作用。

7.4.1 病因

下丘脑分泌 GHRH 和 SS,促进及调整垂体分泌 GH,再进一步促进合成 IGF-1 和 IGFBP-3 共同作用于靶器官,促进生长和代谢,称此轴为生长轴。下丘脑又接受高级中枢神经传入的信息而受其影响。生长轴中任何环节有障碍均可引起生长迟缓导致身材矮小。

7.4.2 临床表现

生长激素缺乏患儿特别是没有先天性头颅畸形的儿童,于出生时身长和体重多正常,而有 GH 不敏感或 GH 受体缺陷的患儿出生长度可低于正常。严重 GH 缺乏时如 GHD 基因缺失,1岁时即可明显矮于正常平均值的 -4SD。

GH 缺乏症的部分患儿出生时有难产史、窒息史或者胎位不正,以臀位、足位产多见。出生时身长正常,出生后5个月起出现生长减慢,1~2岁明显。多于2岁后才引起注意。随年龄的增长,生长缓慢程度也增加,体型较实际年龄幼稚,四肢和身体比例匀称。自幼食欲低下。典型者矮小,皮下脂肪相对较多,腹脂堆积,圆脸,前额略突出,小下颌,上下部量正常,肢体匀称,高音调声音。学龄期身高年增长率不足4cm,严重者仅2~3cm,身高偏离在正常均数 -2SD 以下。患儿智力正常。出牙、换牙及骨龄均延迟。

青春发育大多延缓。伴有垂体其他促激素不足者,多为缺乏促性腺激素,表现为没有性发育,男孩小阴茎、小睾丸,女孩乳房不发育,原发闭经;若伴有 ACTH 缺乏,则常有皮肤色素沉着和严重的低血糖表现;伴有促甲状腺激素不足,则表现为甲状腺功能低下。部分病例伴有多饮多尿,呈部分性尿崩症。

7.4.3 诊断

典型的生长激素缺乏症应符合以下几点:

身高较同龄、同性别均值低 -2SD 以上。

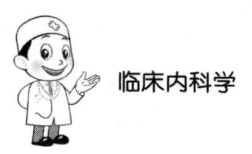

每年身高增长速率<4cm;年幼儿身高增长速度为正常的2/3以下。

体态匀称、面容幼稚、皮下脂肪较丰满,有些患儿面痣较多,部分患儿可伴有尿崩症或者其他垂体激素缺乏。

经两种药物作GH激发试验,GH峰值均<10μg/L。

除外甲状腺功能低下,慢性肝、肾疾病和骨骼系统疾病。

骨龄较实际年龄小2岁以上。

头颅磁共振显示垂体缩小。

7.4.4 治疗

目前对生长激素缺乏症的治疗主要采用GH替代治疗。无论特发性或继发性GH缺乏性矮小均可用GH治疗。开始治疗年龄越小,效果越好。但是对颅内肿瘤术后导致的生长激素缺乏症患者或者白血病患者需慎用。

7.4.4.1 治疗剂量

目前多数学者推荐每周使用剂量,每晚临睡前皮下注射。最大效应是在开始初6~12个月。

7.4.4.2 应用方法

采用皮下注射,药物达到峰值时间为2~4小时,血液清除时间为20~40小时。可选择在上臂、大腿前侧和腹壁、脐周等部位注射。

7.4.4.3 gH治疗并发症

①局部反应。②抗体产生。③低甲状腺素血症。④血转氨酶升高,一般表现轻度升高,随药物停用而逐渐消失。

随着重组人生长激素(rhGH)的大量供应,rhGH的治疗病种已经超越了生长激素缺乏症,Turner综合征采用生长激素治疗显示出一定的疗效。每周rhGH使用剂量稍大,治疗从小年龄开始效果较好,若患者年龄大于14岁,年生长速率小于2.5cm应停止治疗。

蛋白同化类固醇药物可促进生长,但是该类药物可明显加速骨龄发育,加快骨骺融合,对最终身高无明显改善。

垂体性侏儒症最理想的治疗是用生长激素替代,尤其是早期应用,可使生长发育恢复正常,但其价格昂贵,药源难寻。目前,在我国尚不能广泛应用于临床,就目前治疗现状看,中西医结合治疗本病具有一定的优势。西药一般予同化激素治疗,临床常用苯丙酸诺龙。因其应用有一定的局限性,要求骨龄落后于实际年龄至少3年以上时治疗才比较完全,开始治疗的年龄大多在 9~10 岁。

7.4.5 预防

原发性生长激素缺乏症,多数患者原因不明,仅小部分有家族性发病史,为常染色体隐性遗传。继发性生长激素缺乏症较为少见,任何病变损伤垂体前叶或下丘脑时可引起生长发育停滞,常见者有肿瘤(如颅咽管瘤、视交叉或下丘脑的胶质瘤、垂体黄色瘤等)、感染(如脑炎、结核、血吸虫病、弓浆虫病等)、外伤,血管坏死及 X 线损伤等。因此预防各种感染,预防中枢神经系统的病损,及做好遗传性疾病的咨询和防治工作非常重要。

7.5 甲状腺功能亢进症

甲状腺功能亢进症简称"甲亢",是由于甲状腺合成释放过多的甲状腺激素,造成机体代谢亢进和交感神经兴奋,引起心悸、出汗、进食和便次增多和体重减少的病症。多数患者还常常同时有突眼、眼睑水肿、视力减退等症状。

7.5.1 病因

甲亢病因包括弥漫性毒性甲状腺肿(也称 Graves 病)、炎性甲亢(亚急性甲状腺炎、无痛性甲状腺炎、产后甲状腺炎和桥本甲亢)、药物致甲亢(左甲状腺素钠和碘致甲亢)、hCG 相关性甲亢(妊娠呕吐性暂时性甲亢)、和垂体 TSH 瘤甲亢。

临床上 80% 以上甲亢是 Graves 病引起的,Graves 病是甲状腺自身免疫病,患者的淋巴细胞产生了刺激甲状腺的免疫球蛋白 - TSI,临床上我们测定的 TSI 为促甲状腺素受体抗体:TRAb。

Graves 病的病因目前并不清楚,可能和发热、睡眠不足、精神压力大等因素有关,但临床上绝大多数患者并不能找到发病的病因。Graves 病常常合并其他自身免疫病,如白癜风、脱发、1 型糖尿病等。

7.5.2 临床表现

甲状腺激素是促进新陈代谢,促进机体氧化还原反应,代谢亢进需要机体增加进食;胃肠活动增强,出现便次增多;虽然进食增多,但氧化反应增强,机体能量消耗增多,患者表现体重减少;产热增多表现怕热出汗,个别患者出现低热;甲状腺激素增多刺激交感神经兴奋,临床表现心悸、心动过速,失眠,情绪易激动、甚至焦虑。

甲亢患者长期没有得到合适治疗,可引起甲亢性心脏病。

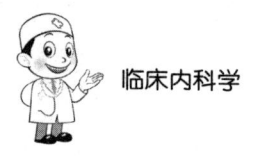

7.5.3 诊断

甲亢诊断并不困难,只要考虑到甲亢,进行甲状腺功能检查即可诊断。

甲状腺分泌的 T3、T4、FT3、FT4 明显升高,由于甲状腺和垂体轴的反馈作用,TSH 常常降低。如果一个患者的 T3、T4、FT3、FT4 升高,同时伴 TSH 下降,即甲状腺功能亢进。

由于甲亢多数是 Graves 病,是甲状腺自身免疫病,所以常常伴随甲状腺自身抗体升高,甲状腺球蛋白抗体和甲状腺过氧化物酶抗体升高,Graves 病患者是由于滤泡细胞产生了一种刺激甲状腺功能的免疫球蛋白 – TSI,所以临床检验促甲状腺素(TSH)受体抗体 – TRAb 阳性。

有些甲亢患者可以只表现 T3 和 FT3 升高,T4 和 FT4 正常,但 TSH 下降,我们称其为"T3 甲亢"。"T3 甲亢"多见于老年甲亢患者或毒性功能自主热结节患者。

7.5.4 并发症

7.5.4.1 甲亢合并妊娠

甲亢多发生在育龄的女性,所以临床上经常遇到一些甲亢合并妊娠的患者,由于抗甲状腺药物对胎儿有致畸作用,所以需要和医生根据病情共同讨论,决定胎儿的留或舍。妊娠甲亢患者是放射碘治疗的禁忌证,需要继续妊娠的甲亢患者多数采用药物治疗,尽量采用最小有效剂量,治疗中尽量不要同时加用甲状腺激素,每 1~3 个月需要测定游离 T4(FT4)、游离 T3(FT3)和 TSH,而不是总 T4 和总 T3。治疗中需要将游离 T4 维持在正常值的上限。

7.5.4.2 甲状腺相关性眼病

甲亢多数是 Gravs 病,是一种属于器官自身免疫病,器官自身免疫病常常会合并其他器官自身免疫病,甲亢患者常常合并突眼,突眼是眼眶(包括眼外肌和眼球后脂肪)的器官自身免疫病。临床上除了 Graves 病患者可以表现突眼,其他一些甲状腺自身免疫病,如慢性淋巴细胞性甲状腺炎也可表现突眼,所以我们称其为"甲状腺相关性眼病"。甲状腺相关性眼病和 Graves 病之间没有直接关系,它们之间不是"父子"关系,而是"兄弟"关系,甲亢控制满意对眼病有帮助,但并不是一定会好转的。

7.5.5 治疗

甲亢治疗有三种方法,抗甲状腺药物治疗,放射碘治疗和手术治疗。

抗甲状腺药物有两种——咪唑类和硫氧嘧啶类,代表药物分别为甲巯咪唑(又称

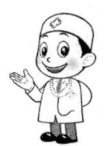

"他巴唑")和丙基硫氧嘧啶(又称"丙嘧")。

药物治疗适合甲亢孕妇、儿童、甲状腺轻度肿大的患者,治疗一般需要1~2年,治疗中需要根据甲状腺功能情况增减药物剂量。药物治疗有一些副作用,包括粒细胞减少、药物过敏、肝功能受损、关节疼痛和血管炎,药物治疗初期需要严密监测药物的副作用,尤其是粒细胞缺乏,需要告诫患者一旦出现发热或咽痛,需要立即检查粒细胞以便明确是否出现粒细胞缺乏,一旦出现。立即停药急诊。药物治疗另一个缺点是停药后复发率高。

放射碘治疗和手术治疗都属于破坏性治疗,甲亢不容易复发。放射碘适合甲状腺中度肿大或甲亢复发的患者,医生根据患者甲状腺对放射碘的摄取率计算每个患者需要的放射剂量。放射碘对孕妇和哺乳妇女是绝对禁忌证。由于放射碘的作用有一个延迟作用,随着时间随诊,甲减发生率每年3%~5%。放射碘治疗不适合有甲状腺眼病的甲亢患者,因为治疗后眼病可能会加剧。

手术治疗适合那些甲状腺肿大显著,或高度怀疑甲状腺恶性肿瘤的,或甲状腺肿大有压迫气管引起呼吸困难者。手术前需要用药物将甲状腺功能控制在正常范围,术前还需要口服复方碘溶液做术前准备。

8 风湿性疾病

8.1 风湿性疾病概述

风湿性疾病是以关节痛、畏风寒为主症的一组极其常见的临床症候群。风湿病是风湿性疾病的简称,泛指影响骨、关节、肌肉及其周围软组织,如滑囊、肌腱、筋膜、血管、神经等一大组疾病。

8.2 类风湿关节炎

类风湿关节炎(RA)是一种病因未明的慢性、以炎性滑膜炎为主的系统性疾病。其特征是手、足小关节的多关节、对称性、侵袭性关节炎症,经常伴有关节外器官受累及血清类风湿因子阳性,可以导致关节畸形及功能丧失。

8.2.1 病因

RA 的发病可能与遗传、感染、性激素等有关。RA 关节炎的病理主要有滑膜衬里细胞增生、间质大量炎性细胞浸润,以及微血管的新生、血管翳的形成及软骨和骨组织的破坏等。

8.2.2 临床表现

8.2.2.1 好发人群

女性好发,发病率为男性的 2~3 倍。可发生于任何年龄,高发年龄为 40~60 岁。

8.2.2.2 症状体征

可伴有体重减轻、低热及疲乏感等全身症状。

(1) 晨僵

早晨起床时关节活动不灵活的主观感觉,它是关节炎症的一种非特异表现,其持续时间与炎症的严重程度成正比。

(2) 关节受累的表现

①多关节受累呈对称性多关节炎(常≥5个关节)。易受累的关节有手、足、腕、踝及颞颌关节等,其他还可有肘、肩、颈椎、髋、膝关节等;②关节畸形手的畸形有梭形肿胀、尺侧偏斜、天鹅颈样畸形、纽扣花样畸形。足的畸形有跖骨头向下半脱位引起的仰趾畸形、外翻畸形、跖趾关节半脱位、弯曲呈锤状趾及足外翻畸形;③其他可有正中神经/胫后神经受压引起的腕管/跗管综合征,膝关节腔积液挤入关节后侧形成腘窝囊肿(Baker囊肿),颈椎受累(第2、3颈椎多见)可有颈部疼痛、颈部无力及难以保持其正常位置,寰枢关节半脱位,相应有脊髓受压及椎基底动脉供血不足的表现。

(3) 关节外表现

①一般表现可有发热、类风湿结节(属于机化的肉芽肿,与高滴度RF、严重的关节破坏及RA活动有关,好发于肘部、关节鹰嘴突、骶部等关节隆突部及经常受压处)、类风湿血管炎(主要累及小动脉的坏死性小动脉炎,可表现为指、趾端坏死、皮肤溃疡、外周神经病变等)及淋巴结肿大;②心脏受累可有心包炎、心包积液、心外膜、心肌及瓣膜的结节、心肌炎、冠状动脉炎、主动脉炎、传导障碍、慢性心内膜炎及心瓣膜纤维化等表现;③呼吸系统受累可有胸膜炎、胸腔积液、肺动脉炎、间质性肺疾病、结节性肺病等;④肾脏表现主要有原发性肾小球及肾小管间质性肾炎、肾脏淀粉样变和继发于药物治疗(金制剂、青霉胺及NSAIDs)的肾损害;⑤神经系统除周围神经受压的症状外,还可诱发神经疾病、脊髓病、外周神经病、继发于血管炎的缺血性神经病、肌肥大及药物引起的神经系统病变;⑥贫血是RA最常见的关节外表现,属于慢性疾病性贫血,常为轻至中度;⑦消化系统可因RA血管炎、并发症或药物治疗所致;⑧眼幼年患者可有葡萄膜炎,成人可有巩膜炎,可能由血管炎所致。还可有干燥性结膜角膜炎、巩膜软化、巩膜软化穿孔、角膜溶解。

(4) Felty综合征

1%的RA患者可有脾大、中性粒细胞减少(及血小板减少、红细胞计数减少),常有严重的关节病变、高滴度的RF及ANA阳性,属于一种严重型RA。

(5) 缓解性血清阴性、对称性滑膜炎伴凹陷性水肿综合征(RS3PE)

男性多见,常于55岁以后发病,呈急性发病,有对称性腕关节、屈肌腱鞘及手小关节的炎症,手背可有凹陷性水肿。晨僵时间长(0.5~1天),但RF阴性,X线多没有骨

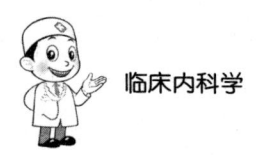

破坏。有56%的患者为HLA-B7阳性。治疗上对单用NSAIDs药物反应差,而小剂量糖皮质激素疗效显著。常于1年后自发缓解,预后好。

(6)成人Still病(AOSD)

以高热、关节炎、皮疹等的急性发作与缓解交替出现的一种少见的RA类型。因临床表现类似于全身起病型幼年类风湿关节炎(Still病)而得名。部分患者经过数次发作转变为典型的RA。

老年发病的RA常>65岁起病,性别差异小,多呈急性发病,发展较快(部分以OA为最初表现,几年后出现典型的RA表现)。以手足水肿、腕管和跗管综合征及多肌痛为突出表现,晨僵明显,60%~70% RF阳性,但滴度多较低。X线以骨质疏松为主,很少侵袭性改变。患者常因心血管、感染及肾功能受损等并发症而死亡。选用NSAIDs要慎重,可应用小剂量激素,对慢作用抗风湿药(SAARD)反应较好。

8.2.3 检查

8.2.3.1 实验室检查

一般检查血、尿常规、血沉、C-反应蛋白、生化(肝、肾功能)、免疫球蛋白、蛋白电泳、补体等。

自身抗体 RA患者自身抗体的检出,是RA有别于其他炎性关节炎,如银屑病关节炎、反应性关节炎和骨关节炎的标志之一。目前临床常用的自身抗体包括类风湿因子(RF-IgM)、抗环状瓜氨酸(CCP)抗体、类风湿因子IgG及IgA、抗核周因子、抗角蛋白抗体,以及抗核抗体、抗ENA抗体等。此外,还包括抗RA33抗体、抗葡萄糖-6-磷酸异构酶(GPI)抗体,抗P68抗体等。

遗传标记 HLA-DR4及HLA-DR1亚型。

8.2.3.2 影像学检查

(1)X线片

关节X线片可见软组织肿胀、骨质疏松及病情进展后的关节面囊性变、侵袭性骨破坏、关节面模糊、关节间隙狭窄、关节融合及脱位。X线分期:①Ⅰ期正常或骨质疏松;②Ⅱ期骨质疏松,有轻度关节面下骨质侵袭或破坏,关节间隙轻度狭窄;③Ⅲ期关节面下明显的骨质侵袭和破坏,关节间隙明显狭窄,关节半脱位畸形;④Ⅳ期上述改变合并有关节纤维性或骨性强直。胸部X线片可见肺间质病变、胸腔积液等。

(2)CT检查

胸部CT可进一步提示肺部病变,尤其高分辨CT对肺间质病变更敏感。

（3）MRI 检查

手关节及腕关节的 MRI 检查可提示早期的滑膜炎病变，对发现类风湿关节炎患者的早期关节破坏很有帮助。

（4）超声

关节超声是简易的无创性检查，对于滑膜炎、关节积液以及关节破坏有鉴别意义。研究认为其与 MRI 有较好的一致性。

8.2.3.3 特殊检查

（1）关节穿刺术

对于有关节腔积液的关节，关节液的检查包括：关节液培养、类风湿因子检测、抗 CCP 抗体检测、抗核抗体等，并做偏振光检测鉴别痛风的尿酸盐结晶。

（2）关节镜及关节滑膜活检

对 RA 的诊断及鉴别诊断很有价值，对于单关节难治性的 RA 有辅助的治疗作用。

8.2.4 鉴别诊断

8.2.4.1 骨关节炎

多见于中、老年人，起病过程大多缓慢。手、膝、髋及脊柱关节易受累，而掌指、腕及其他关节较少受累。病情通常随活动而加重或因休息而减轻。晨僵时间多小于半小时。双手受累时查体可见 Heberden 和 Bouchard 结节，膝关节可触及摩擦感。不伴有皮下结节及血管炎等关节外表现。类风湿因子多为阴性，少数老年患者可有低滴度阳性。

8.2.4.2 银屑病关节炎

银屑病关节炎的多关节炎型和类风湿关节炎很相似。但本病患者有特征性银屑疹或指甲病变，或伴有银屑病家族史。常累及远端指间关节，早期多为非对称性分布，血清类风湿因子等抗体为阴性。

8.2.4.3 强直性脊柱炎

本病以青年男性多发，以中轴关节如骶髂及脊柱关节受累为主，虽有外周关节病变，但多表现为下肢大关节，为非对称性的肿胀和疼痛，并常伴有棘突、大转子、跟腱、脊肋关节等肌腱和韧带附着点疼痛。关节外表现多为虹膜睫状体炎、心脏传导阻滞障碍及主动脉瓣闭锁不全等。X 线片可见骶髂关节侵袭、破坏或融合，患者类风湿因子阴性，并且多为 HLA-B27 抗原阳性。本病有更为明显的家族发病倾向。

8.2.4.4 系统性红斑狼疮

本病患者在病程早期可出现双手或腕关节的关节炎表现,但患者常伴有发热、疲乏、口腔溃疡、皮疹、血细胞减少、蛋白尿或抗核抗体阳性等狼疮特异性、多系统表现,而关节炎较类风湿关节炎患者程度轻,不出现关节畸形。实验室检查可发现多种自身抗体。

8.2.4.5 反应性关节炎

本病起病急,发病前常有肠道或泌尿道感染史。以大关节(尤其下肢关节)非对称性受累为主,一般无对称性手指近端指间关节、腕关节等小关节受累。可伴有眼炎、尿道炎、龟头炎及发热等,HLA-B27可呈阳性而类风湿因子阴性,患者可出现非对称性骶髂关节炎的X线改变。

8.2.5 治疗

类风湿关节炎治疗的主要目的在于减轻关节炎症反应,抑制病变发展及不可逆骨质破坏,尽可能保护关节和肌肉的功能,最终达到病情完全缓解或低疾病活动度的目标。

治疗原则包括患者教育、早期治疗、联合用药、个体化治疗方案以及功能锻炼。

8.2.5.1 患者教育

使患者正确认识疾病,树立信心和耐心,能够与医生配合治疗。

8.2.5.2 一般治疗

关节肿痛明显者应强调休息及关节制动,而在关节肿痛缓解后应注意早期开始关节的功能锻炼僵直。此外,理疗、外用药等辅助治疗可快速缓解关节症状。

8.2.5.3 药物治疗

方案应个体化,药物治疗主要包括非甾类抗炎药、慢作用抗风湿药、免疫抑制剂、免疫和生物制剂及植物药等。

非甾类抗炎药有抗炎、止痛、解热作用,是类风湿关节炎治疗中最为常用的药物,适用于活动期等各个时期的患者。常用的药物包括双氯芬酸、萘丁美酮、美洛昔康、塞来昔布等。

抗风湿药(DMARDs),又被称为二线药物或慢作用抗风湿药物。常用的有甲氨蝶呤,口服或静注;柳氮磺吡啶,从小剂量开始,逐渐递增,以及羟氯喹、来氟米特、环孢素、金诺芬、白芍总苷等。

糖皮质激素中的激素不作为治疗类风湿关节炎的首选药物。但在下述四种情况可选用激素:①伴随类风湿血管炎包括多发性单神经炎、类风湿肺及浆膜炎、虹膜炎等;②过渡治疗在重症类风湿关节炎患者,可用小量激素快速缓解病情,一旦病情控制,应首先减少或缓慢停用激素;③经正规慢作用抗风湿药治疗无效的患者可加用小剂量激素;④局部应用如关节腔内注射可有效缓解关节的炎症。总原则为短期小剂量(10mg/d 以下)应用。

生物制剂。目前在类风湿关节炎的治疗上,已经有几种生物制剂被批准上市,并且取得了一定的疗效,尤其在难治性类风湿关节炎的治疗中发挥了重要作用。几种生物制剂在类风湿关节炎中的应用:①Infliximab(英夫利昔单抗)也称 TNF-α 嵌合性单克隆抗体,临床试验已证明对甲氨蝶呤等治疗无效的类风湿关节炎患者用 Infliximab 可取得满意疗效。近年来强调早期应用的效果更好。用法静点,3mg/kg,分别于 0,2,6 周注射一次,以后每 8 周静注一次,通常使用 3~6 次为 1 个疗程。需与 MTX 联合应用,抑制抗抗体的产生;②Etanercept(依那西普)或人重组 TNF 受体 p75 和 IgGFc 段的融合蛋白,Etanercept 及人重组 TNF 受体 p75 和 IgGFc 段的融合蛋白治疗类风湿关节炎和 AS 疗效肯定,耐受性好。目前国内有恩利及益塞普两种商品剂型;③adalimumab(阿达木单抗)是针对 TNF- 的全人源化的单克隆抗体,推荐的治疗剂量为 40mg,每 2 周 1 次,皮下注射;④Tocilizumab(妥珠单抗),IL-6 受体拮抗剂,主要用于中重度 RA,对 TNF-α 拮抗剂反应欠佳的患者可能有效。推荐的用法是 4~10mg/kg,静脉输注,每 4 周给药 1 次;⑤抗 CD20 单抗 Rituximab(利妥昔单抗)治疗类风湿关节炎取得了较满意的疗效。Rituximab 也可与环磷酰胺或甲氨蝶呤联合用药。

植物药。目前,已有多种用于类风湿关节炎的植物药,如雷公藤、白芍总甙、青藤碱等。部分药物对治疗类风湿关节炎具有一定的疗效,但作用机制需进一步研究。

8.2.5.4 免疫净化

类风湿关节炎患者血中常有高滴度自身抗体、大量循环免疫复合物,高免疫球蛋白等,因此,除药物治疗外,可选用免疫净化疗法,可快速去除血浆中的免疫复合物和过高的免疫球蛋白、自身抗体等。如免疫活性淋巴细胞过多,还可采用单个核细胞清除疗法,从而改善 T,B 细胞及巨噬细胞和自然杀伤细胞功能,降低血液黏滞度,以达到改善症状的目的,同时提高药物治疗的疗效。目前常用的免疫净化疗法包括血浆置换、免疫吸附和淋巴细胞/单核细胞去除术。被置换的病理性成分可以是淋巴细胞、粒细胞、免疫球蛋白或血浆等。应用此方法时需配合药物治疗。

8.2.5.5 功能锻炼

必须强调,功能锻炼是类风湿关节炎患者关节功能得以恢复及维持的重要方法。

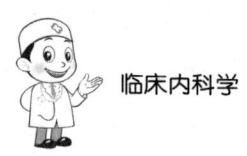

一般说来,在关节肿痛明显的急性期,应适当限制关节活动。但是,一旦肿痛改善,应在不增加患者痛苦的前提下进行功能活动。对无明显关节肿痛,但伴有可逆性关节活动受限者,应鼓励其进行正规的功能锻炼。在有条件的医院,应在风湿病专科及康复专科医师的指导下进行。

8.2.5.6 外科治疗

经内科治疗不能控制及严重关节功能障碍的类风湿关节炎患者,外科手术是有效的治疗手段。外科治疗的范围从腕管综合征的松解术、肌腱撕裂后修补术至滑膜切除及关节置换术。

8.2.6 预后

近十年来,随着慢作用抗风湿药的早期联合应用,对关节外病变的治疗以及新疗法的不断出现,使类风湿关节炎的预后已有明显改善。大多数类风湿关节炎患者的病情可得到很好的控制,甚至完全缓解。研究发现,根据类风湿关节炎发病第一年的临床特点可大致判断其预后,某些临床及实验室指标对病情估计及指导用药很有意义。此外,患者的受教育程度也与预后有关。提示类风湿关节炎的严重程度及预后较差的因素包括:关节持续性肿胀、高滴度抗体、HLA-DR4/DR1 阳性、伴发贫血、类风湿结节、血管炎、神经病变或其他关节外表现者。

类风湿关节炎在晚期、重症或长期卧床患者,因合并感染、消化道出血、心、肺或肾病变等可危机患者生命。

8.3 系统性红斑狼疮

系统性红斑狼疮(SLE)是一种多发于青年女性的累及多脏器的自身免疫性炎症性结缔组织病,早期、轻型和不典型的病例日渐增多。有些重症患者(除患者有弥漫性增生性肾小球肾炎者外),有时亦可自行缓解。有些患者呈"一过性"发作,经过数月的短暂病程后疾病可完全消失。

8.3.1 病因

本病病因至今尚未肯定,大量研究显示遗传、内分泌、感染、免疫异常和一些环境因素与本病的发病有关。

在遗传因素、环境因素、雌激素水平等各种因素相互作用下,导致 T 淋巴细胞减少、T 抑制细胞功能降低、B 细胞过度增生,产生大量的自身抗体,并与体内相应的自身抗原结合形成相应的免疫复合物,沉积在皮肤、关节、小血管、肾小球等部位。在补体的参与下,引起急慢性炎症及组织坏死(如狼疮肾炎),或抗体直接与组织细胞抗原作用,引起细胞破坏(如红细胞、淋巴细胞及血小板壁的特异性抗原与相应的自身抗体结合,分别引起溶血性贫血、淋巴细胞减少症和血小板减少症),从而导致机体的多系统损害。

8.3.2 临床表现

(1) 一般症状

本病男女之比为 1∶7～1∶9,发病年龄以 20～40 岁最多,幼儿或老人也可发病。疲乏无力、发热和体重下降。

(2) 皮肤和黏膜

表现多种多样,大体可分为特异性和非特异性两类:①特异性皮损有蝶形红斑、亚急性皮肤红斑狼疮、盘状红斑;②非特异性皮损有光过敏、脱发、口腔溃疡、皮肤血管炎(紫癜)、色素改变(沉着或脱失)、网状青斑、雷诺现象、荨麻疹样皮疹,少见的还有狼疮脂膜炎或深部狼疮及大疱性红斑狼疮。

(3) 骨骼肌肉

表现有关节痛、关节炎、关节畸形(10% X 线有破坏)及肌痛、肌无力、无血管性骨坏死、骨质疏松。

(4) 心脏受累

可有心包炎(4%的患者有心包压塞征象),心肌炎主要表现为充血性心力衰竭,心瓣膜病变,如利布曼 – 萨克斯(Libman – Sacks)心内膜炎。冠状动脉炎少见,主要表现为胸痛、心电图异常和心肌酶升高。

(5) 呼吸系统受累

胸膜炎、胸腔积液,肺减缩综合征主要表现为憋气感和膈肌功能障碍;肺间质病变、肺栓塞、肺出血和肺动脉高压均可发生。

(6) 肾

临床表现为肾炎或肾病综合征。肾炎时尿内出现红细胞、白细胞、管型和蛋白尿。肾功能测定早期正常,逐渐进展,后期可出现尿毒症。肾病综合征和实验室表现有全身水肿,伴程度不等的腹腔、胸腔和心包积液,大量蛋白尿,人血白蛋白降低,白球蛋白比例倒置和高脂血症。

(7) 神经系统受累

可有抽搐、精神异常、器质性脑综合征包括器质性遗忘/认知功能不良,痴呆和意识改变,其他可有无菌性脑膜炎,脑血管意外,横贯性脊髓炎和狼疮样硬化,以及外周神经病变。

(8)血液系统

受累可有贫血、白细胞计数减少、血小板减少、淋巴结肿大和脾大。

(9)消化系统

受累可有食欲缺乏、恶心、呕吐、腹泻、腹水、肝大、肝功异常及胰腺炎。少见的有肠系膜血管炎,布加综合征(Budd-Chiari 综合征)和蛋白丢失性肠病。

(10)其他

可以合并甲状腺功能亢进或低下、干燥综合征等疾病。

8.3.3 检查

8.3.3.1 一般检查

由于 SLE 患者常可存在多系统受累,如血液系统异常和肾脏损伤等,血常规检查可有贫血、白细胞计数减少、血小板降低;肾脏受累时,尿液分析可显示蛋白尿、血尿、细胞和颗粒管型;红细胞沉降率(血沉)在 SLE 活动期增快,而缓解期可降至正常。

8.3.3.2 免疫学检查

50%的患者伴有低蛋白血症,30%的 SLE 患者伴有高球蛋白血症,尤其是 γ 球蛋白升高,血清 IgG 水平在疾病活动时升高。疾病处于活动期时,补体水平常减低,原因是免疫复合物的形成消耗补体和肝脏合成补体能力的下降,单个补体成分 C3、C4 和总补体活性(CH50)在疾病活动期均可降低。

8.3.3.3 生物化学检查

SLE 患者肝功能检查多为轻中度异常,较多是在病程活动时出现,伴有丙氨酸转氨酶(ALT)和天门冬氨酸转氨酶(AST)等升高。人血白蛋白异常多提示肾脏功能失代偿。在肾脏功能检查中尿液微量白蛋白定量检测,有助于判断和监测肾脏损害程度及预后。发生狼疮性肾炎时,血清尿素氮(Bun)及血清肌酐(Cr)有助于判断临床分期和观察治疗效果。

SLE 患者存在心血管疾病的高风险性,近年来逐渐引起高度重视。部分 SLE 患者存在严重血脂代谢紊乱,炎性指标升高,同时具有高同型半胱氨酸(Hcy)血症。血清脂质水平、超敏 C 反应蛋白(hs-CRP)和同型半胱氨酸血症被认为是结缔组织病(CTD)相关动脉粥样硬化性心血管病(ASCVD)有效的预测指标,定期检测,可降低心血管事件的危险性。

8.3.3.4 自身抗体检测

目前临床开展的 SLE 相关自身抗体常规检测项目主要有抗核抗体（ANA）、抗双链脱氧核糖核酸（抗 dsDNA 抗体）抗体、抗可溶性抗原抗体（抗 ENA 抗体）（包括抗 Sm、抗 U1RNP、抗 SSA/Ro、抗 SSB/La、抗 rRNP、抗 Scl–70 和抗 Jo–1 等）、抗核小体抗体和抗磷脂抗体等。对于临床疑诊 SLE 的患者应行免疫学自身抗体检测。ACR 修订的 SLE 分类标准中，免疫学异常和自身抗体阳性包括：抗 Sm 抗体、抗 dsDNA 抗体、抗磷脂抗体和 ANA 阳性。

8.3.3.5 组织病理学检查

皮肤活检和肾活检对于诊断 SLE 也有很大的帮助，皮肤狼疮带试验阳性和"满堂亮"的肾小球表现均有较高的特异性。

8.3.4 诊断

SLE 的诊断主要依靠临床表现、实验室检查、组织病理学和影像学检查。1997 年美国风湿病协会（ACR）修订的 SLE 分类标准中，明确将血液学异常、免疫学异常和自身抗体阳性等实验室检查列入了诊断标准。SLE 的实验室检查，对于 SLE 的诊断、鉴别诊断和判断活动性与复发都有重要的意义。

有发热、皮疹的应与皮肌炎、成人斯蒂尔病（AOSD）、系统性血管炎、感染性疾病及肿瘤性疾病等相鉴别；以关节炎为主的应与类风湿关节炎、急性风湿热等相鉴别；以肾脏受累为主的应与原发性肾小球疾病相鉴别。

8.3.5 治疗

8.3.5.1 一般治疗

适用于所有 SLE 患者。包括心理及精神支持、避免日晒或紫外线照射、预防和治疗感染或其他并发症及依据病情选用适当的锻炼方式。

8.3.5.2 药物治疗

非甾体类抗炎药（NSAIDS）适用于有低热、关节症状、皮疹和心包及胸膜炎的患者，有血液系统病变者慎用。

抗疟药氯喹或羟基氯喹，对皮疹、低热、关节炎、轻度胸膜炎和心包炎、轻度贫血和血白细胞计数减少及合并干燥综合征者有效，有眼炎者慎用。长期应用对减少激素剂量，维持病情缓解有帮助。主要不良反应为心脏传导障碍和视网膜色素沉着，应定期行心电图和眼科检查。

糖皮质激素据病情选用不同的剂量和剂型。激素的不良反应有类库欣征、糖尿病、高血压、抵抗力低下并发的各种感染、应激性溃疡、无菌性骨坏死、骨质疏松及儿童生长发育迟缓或停滞等。

免疫抑制剂:①环磷酰胺(CTX)对肾炎、肺出血、中枢神经系统血管炎和自身免疫性溶血性贫血有效。不良反应有消化道不适、骨髓抑制、肝脏损害、出血性膀胱炎、脱发、闭经和生育能力降低等;②硫唑嘌呤口服,对自身免疫性肝炎、肾炎、皮肤病变和关节炎有帮助。不良反应有消化道不适、骨髓抑制、肝脏损害及过敏反应等;③甲氨蝶呤(MTX)静点或口服,对关节炎、浆膜炎和发热有效,肾损害者需减量,偶有增强光过敏的不良反应;④环孢素 A(CSA)口服,目前主要用于对其他药物治疗无效的 SLE 患者;⑤长春新碱静点,对血小板减少有效。

8.3.5.3 其他治疗

大剂量免疫球蛋白冲击,血浆置换,适用于重症患者,常规治疗不能控制或不能耐受,或有禁忌证者。

8.3.5.4 狼疮肾炎的治疗

①糖皮质激素;②免疫抑制剂;③血浆置换与免疫吸附疗法;④大剂量免疫球蛋白冲击治疗适用于活动性狼疮肾炎(LN),免疫功能低下合并感染者;⑤其他如抗凝剂,全身淋巴结照射及中药,肾功能不全者可行透析治疗。

8.4 雷诺现象与雷诺病

雷诺现象和雷诺病合称雷诺综合症,最早由 Raynaud 医生报道而得名,是一种以皮肤苍白、青紫而后潮红为特征的疾病。病因尚不明确,多有寒冷、情绪波动以及其他诱发因素,是由于间歇性末梢小动脉痉挛、管腔狭窄引起的一种血管疾病。雷诺病指找不到任何潜在病因,仅仅是局部功能异常,症状和病程缓和的血管疾病;而出现雷诺现象的人则患一种或几种疾病,症状和病情比较严重,二者均与免疫功能缺陷性有关。本病发作与温度有关,好见于秋冬季节,病人多是 20~40 岁之间的女性。

8.4.1 雷诺现象

雷诺现象(Raynaud's phenomenon,Rp)也称雷诺综合征。特点是肢端接连出现苍白、发紫和潮红三相反应,多发生于上肢,两侧对称,也可累及下肢,或同时波及上下肢,偶尔发生于耳朵、鼻端、颊部或颌部。常因寒冷或情绪激动而诱发。发作时先手指发凉、皮肤明显苍白、发僵,甚至手指活动困难,同时有麻木和针刺的感觉,继而颜色加深,呈深红色或青紫色,严重时部分指甲也发紫,之后皮肤颜色变浅,呈弥漫性潮红,跳动感觉增强,最后恢复正常。反复发生的雷诺现象可使局部发生溃疡、萎缩、硬化以至坏疽。但更多见的是手指(足趾)的各种营养变化,往往指端变尖或柠状指甲也可以扭曲变形。雷诺现象可分为原发和继发性两种。前者病因不明,是一种良性的肢端小动脉痉挛症,也称雷诺病,多见于女性。后者继发于其他疾病,即雷诺现象在其他疾病中的表现。最近研究表明,雷诺现象不仅累及肢端,在结缔组织疾病患者的内脏也可发生雷诺现象,主要累及肺脏、心脏、脑和肾脏,至于雷诺现象能否对内脏器官造成损害各家报道不一。

8.4.1.1 疾病病因

病因至今尚无一致看法。Raynaud认为由交感神经活性过高所致。Lewis认为由动脉血管壁病变,导致末梢血管对寒冷、情绪压力等刺激出现过度的反应,先收缩继淤胀所致。现在认为血管内皮细胞的功能异常是本病的病理生理基础。

8.4.1.2 疾病机理

(1)肢端雷诺现象发生的机理

关于雷诺现象发生的机理尚不十分清楚,综合各家学说认为有以下几种因素。

①血管炎病变:在各种因素作用下某些抗原与血管内皮细胞上的磷脂结合,在补体的作用下,损伤血管内皮细胞形成血管炎,使血管壁增厚或管腔狭窄。在交感神经作用下血管易发生痉挛、闭塞。

②免疫功能紊乱:雷诺现象多见于结缔组织病系统性红斑狼疮、多发性肌炎破炎等,这些患者中体液免疫和细胞免疫指标异常者较无雷诺现象者多如血中RNP、Sm抗体。γ-球蛋白循环中免疫复合物、冷凝集素等均较无雷诺现象者高。

③血小板凝集反应增强:血小板活化产生的血栓烷A_2(TxA_2)是有力的血管收缩剂和血小板凝集剂由血管内皮细胞产生的花生四烯酸和主要产物前列环素(PGI_2)是血管扩张剂和凝集抑制剂,有雷诺现象的患者血浆中TxA_2/PGI_2比无雷诺现象者含量高,同时用血栓素合成抑制剂治疗可使病情缓解但TxA_2/PGI_2比值正常,推测这是人体的一种代偿反应。由于TxA_2和PGI_2极不稳定也可测定TxA_2和PGI_2的代谢产物TXB_2和$6-keto-PGFI_2$。血小板凝集性增强可使循环中血小板凝集物增多,影响肢端血流灌注加速末端动脉缺血的病理过程。

(2)内脏雷诺现象的机理和检查

①肺脏:雷诺现象的机理原发性雷诺现象患者不仅限于周围血管痉挛同时也伴有肺血管的痉挛,肺毛细血管痉挛又导致了毛细血管床数量减少,使肺的弥漫功能降低继发性雷诺现象患者虽无肺一氧化碳弥散量(DLCO)的改变,但在冷刺激后同样有甲

皱微循环的异常改变。提示继发性雷诺现象患者已有肺间质或血管床的损害肺纤维化或肺动脉高压限制了肺循环的反应性。

②心脏雷诺现象的机理:用201TI(铊)心肌显像的方法对雷诺现象患者在冷刺激前后测定心肌损害情况是一种心肌缺血的无创性检查,心肌摄取铊的数量与局部心肌血流量及细胞功能成正比。有人用此法对有心肌损害的进行性系统性硬化症患者检查发现13例中有10例在冷刺激后诱发雷诺现象,并出现了心肌血流灌注减低,国内李明等研究也发现6例中5例有这种现象但是这种心肌缺血是一过性的,当肢端雷诺现象缓解后,心脏的血管痉挛也缓解Bulkley等对52例进行性系统性硬化症患者心脏的尸解资料进行分析,其中23人左右,动室具有灶性收缩带状坏死和继发性心肌纤维化而这些患者心室壁外冠状动脉内脏却光滑通畅。收缩带状坏死是心肌细胞损伤后的一种特殊的病理改变,它和冠状动脉持续梗死引起的心肌细胞凝固性坏死不同是由心肌缺血继而血液重新灌注引起的,即心脏雷诺现象引起,这种心肌损伤是累积性的。

③脑雷诺现象的机理:国外有人发现:反复发生脑卒中的患者除有游走性头痛和雷诺现象的病史外未见其他可致卒中的病史,脑动脉血流图和脑电图检查正常。推测其反复发生的卒中与脑雷诺现象有关国内李明等用99mTc-HM-PAO脑血流灌注断层显像的方法,对结缔组织病患者在冷刺激后和静息状态下的脑血流灌注进行检查,雷诺现象组12例患者在冷刺激诱发肢端雷诺现象时有8例大脑皮层也显示了有多发以至泛发的灶性血液灌注减低区。在无雷诺现象的静息状态下,这些减低区大都有不同程度的恢复对照组,无雷诺现象的系统性红斑狼疮患者无此现象。这种与肢端雷诺现象伴发的暂时性脑血流灌注减低,可能是发生了脑的雷诺现象。还有人报告,偏头疼患者雷诺现象发生率较对照组高。

④肾脏雷诺现象的机理:有人用133Xe肾血流灌注显像测定患者肾皮质的血流量其中4例进行性系统性硬化症患者在冷刺激下诱发出雷诺现象时,肾皮质血流量较雷诺现象发生前平均减少32%,而4名正常人仅减少10%当从肾动脉内注入扩血管药物氨基菲林后,其中3例患者皮质血流量迅速增加,提示其血流量的减低是由肾血管痉挛引起的。

8.4.1.3 疾病症状

雷诺现象典型发作可分为三期:

(1)早期表现苍白

由于四肢末端细小动脉痉挛,皮肤血管内血流量减少而突然发生,一般好发于手指,为对称性自指端开始向手掌发展,但很少超过手腕。手部局部皮温降低,有麻木、针刺,以及僵硬感等。

(2)几分钟后青紫

细小动脉先扩张,而细小静脉仍处于痉挛状态,毛细血管丛缺氧青紫,此时自觉症状一般较轻。

(3)潮红

当病人处于温暖环境中,寒冷刺激消失,血管充血、局部温度增高、可有肿胀及轻度搏动性疼痛。当血液灌流正常后,皮肤颜色和自觉症状均恢复正常。雷诺现象发作也会波及鼻尖、颊和耳郭,历时数分钟至数小时。雷诺现象的频繁发作引起末节指趾皮肤指甲营养障碍,严重者指端出现溃疡、坏疽,或手指变短。

8.4.1.4 疾病诊断

(1)病史

肢端雷诺现象的诊断并不困难。通过询问,患者可以详细描述出典型发作的症状。有人认为雷诺现象单独存在两年以上是诊断原发性雷诺现象的重要条件。但近年来临床研究表明,雷诺现象单独存在10年以上,仍有一部分发展为结缔组织病,发病年龄多在20~30岁之间,部分患者有家族史,女性与男性的发病比例约为10∶1,病程较长者应与肢端发绀症鉴别,病程长者有达24年之久的。

(2)体格检查

①冷水刺激试验:嘱患者静坐于温暖的室内20~30min后将手或足浸入4℃冰水中,约1~2min可观察到局部皮色苍白,离开水后2~5min皮色变紫和潮红,并伴有局部冷、麻针刺样痛感,发作持续数分钟后停止。这种方法可估计病情的程度和治疗效果国内应用得较多。

②甲皱毛细血管镜检查:可见患者的毛细血管襻异形然顶瘀血、血色暗红、血浆渗出管然出血血流减慢、流态异常。而正常人则无此现象国内常用此法检测。

③激光多普勒血流仪:激光经光学纤维发射至皮内(皮肤表面下1mm左右)入光子遇到微循环内移动的红细胞其频率发生改变,发射回来的光经皮肤被收集,转换成信号被显示可计算出血液流速和流量,现在尚未见用此法检测的报道。

④放射性核素测定:可用放射性核素131I钠测定患指营养性血流情况。

⑤微循环显微镜:国外已能将皮内毛细血管展现于电视屏幕上直接记录流速和流量,还可将套管插入毛细血管网的出、入擦测定压力的变化。

⑥体积和光电容积描记仪:测定患者指环状面的增大和缩小值以及检测指动脉搏动等来估计血流改变的情况,患指血流减少,动脉搏动的幅度降低。

⑦上肢动脉造影术:做第一次造影后将手浸入冰水中20秒钟,擦干后再重新造影一次,除可见患指动脉痉挛外还可累及较大的掌动脉,甚至前臂动脉。

8.4.1.5 实验室检查

(1)实验室检查

冷凝集素抗体有些患者血清中可存在冷凝集素这种抗体在15~20℃与红细胞膜上的糖蛋白I/i抗原结合使之凝集,进而使红细胞溶解,37℃可以解离多为IgM,正常人血清中冷凝集的效价为1:32以下,雷诺病时冷凝集素效价可达1:128,但此检查不是特异的,许多其他疾病也可以检出冷凝集素。如病毒性肺炎、传染性单核细胞增多症、风疹、淋巴瘤、系统性红斑狼疮等。

8.4.1.6 治疗

一般防治措施包括:注意保暖严防冻伤,避免皮肤受损;饮少量酒以增加血液循环,不吸烟,避免精神紧张和过度劳累。雷诺现象严重的病人口服血管扩张药物,手指局部可涂搽硝酸甘油软膏或酚妥拉明封闭。假如雷诺现象持续存在,建议去风湿科作相应检查并长期随访。

8.4.1.7 预防

包括避免寒冷刺激和情绪激动,禁忌吸烟,避免应用麦角胺β-受体阻滞剂和避孕药,明显职业原因所致者(长期使用震动性工具低温下作业),因轻微损伤容易引起指尖溃疡或其他营养性病变。日常生活中饮少量酒类饮料可改善症状,如条件许可者可移居气候温和干燥地区,更可减少症状发作,解除病人精神上顾虑,保持乐观都是预防中的一项重要措施。

8.4.1.8 预后

预后相对良好,约15%患者自然缓解,30%逐渐加重。长期持续动脉痉挛可导致动脉器质性狭窄而不可逆,但极少(少于1%)需要截指(趾)。

8.4.2 雷诺病

雷诺病是一种遇冷或情绪紧张后,以阵发性肢端小动脉强烈收缩引起肢端缺血改变为特征的疾病,又称肢端血管痉挛症。发作时,肢端皮肤由苍白变为青紫,而后转为潮红。由于1862年Maurice Raynaud首先描述顾得名。本病无其他相关疾病和明确病因(原发)时称雷诺病;与某些疾病相关(继发)称雷诺现象。雷诺病女性患者多见,男女比例为1:10,发病年龄多在20~30岁。

8.4.2.1 病因

雷诺病的病因目前仍不完全明确,与遗传及环境因素相关。寒冷刺激、情绪激动或精神紧张是主要的激发因素。其他诱因有感染、疲劳等。诊断雷诺病,必须排除引起雷诺现象的相关疾病和明确病因。

8.4.2.2 临床表现

雷诺病的典型发作过程为当寒冷刺激或情绪激动及精神紧张时,手指皮肤出现苍白和发绀,手指末梢有麻木、发凉和刺痛,经保暖后,皮色变潮红,则有温热和胀感,继而皮色恢复正常,症状也随之消失。疾病早期,上述变化在寒冷季节频繁发作,症状明显,持续时间长,而在温热季节则反之。如病情较重,则一年四季均可频繁发作。

皮色变化常有规律性,受累手指常呈对称性,皮色变化多按第4、5、3和2指顺序发展,拇指因肌肉较多、血液供应较丰富而很少受累,皮色变化先从末节开始逐渐向上发展,但很少超过腕部,都发生在双手。足趾发生雷诺病的现象较少见,耳郭、鼻尖、唇皮肤苍白或发绀者偶见。

有些患者缺乏典型的间歇性皮色变化,特别在晚期,发作时仅有苍白或发绀。严重者指端皮肤出现营养障碍如皮肤干燥、肌肉萎缩、指甲脆裂、甲周易感染,当指动脉狭窄或闭塞后,指端出现浅在性溃疡和小面积坏疽,且伴剧烈疼痛,溃疡愈合后遗留点状皮肤瘢痕。

雷诺病患者多有自主神经功能紊乱症状,如易兴奋、感情易冲动、多疑、郁闷、失眠多梦等。雷诺病无其他全身症状,雷诺现象可同时伴有原发病之临床表现。

雷诺病可使小血管闭塞,导致指端缺血坏死。严重者可出现指末端指腹变平、坏疽,末节指骨可因缺血而坏死、被吸收、溶解,出现变短或截指现象。在一些抵抗力低的患者,指端缺血而发生溃疡有可能导致骨髓炎、败血症等疾病,这也是本病最严重的并发症,正确而及时地应用抗感染药物有助于防止这些并发症的发生。

8.4.3 检查

对于缺乏典型表现的患者,仅依据其主诉难以确定诊断。因而,需要做辅助检查和诱发动脉痉挛试验,以明确诊断和了解末梢循环情况。辅助检查方法很多,常用的方法有以下几种:

8.4.3.1 冷水试验

根据血管对寒冷刺激反应的原理,将患者的双手浸入较低温度的水中,观察其反应。一般用水温4℃左右、浸泡1分钟,皮色变化诱发率为75%。此试验简便易行,但部分患者会出现手指疼痛等症状。伴有高血压和心脏病的患者需慎用。

8.4.3.2 局部降温试验

室温20℃时,先测手指皮温,再将双手浸入4℃水中2分钟。然后观测手指皮温变化,计恢复试验前皮温时间,超过30分钟者为阳性。可与冷水试验结合检查。

8.4.3.3 缚臂试验

将血压计袖带缚于上臂,测量血压后从收缩压降低1.33kPa,维持5分钟;释放后观察手指皮色变化情况。此法是利用压力刺激诱发血管痉挛,简便易行,但诱发率较低。

8.4.3.4 握拳试验

两手紧握1.5分钟,然后上肢屈肘平腰松开双手。此试验可诱发皮色变化,并延迟皮色由苍白恢复正常的时间。

8.4.3.5 甲皱微循环检查

正常人毛细血管襻清晰、排列整齐、管径一致,底色为红黄色,血流通畅。而雷诺病患者的毛细血管袢明显减少,管径很细,管襻短小,多数管袢呈断裂或点状,血流缓慢,甚而停滞。

8.4.3.6 动脉造影

末梢动脉痉挛,尤以掌指动脉最为明显。动脉造影显示管腔细小,动脉多是蛇形弯曲;晚期改变为指动脉内膜粗糙、管腔狭窄或阻塞。这些改变一般不出现在掌弓动脉近侧。

8.4.4 诊断

根据寒冷或情绪波动后临床出现阵发性肢端皮肤苍白、发绀及潮红,伴刺痛和麻木感,并在温暖后恢复正常的特点即可诊断。雷诺病的诊断依据:

肢端皮肤在发作时有间歇性颜色变化;好发于女性,年龄一般在20~40岁;一般为双手受累,呈对称性;寒冷刺激可诱发症状发作;少数晚期病例可有指动脉闭塞,或有手指皮肤硬化、指端浅在性溃疡或坏疽;排除雷诺现象和其他类似疾病。

8.4.5 鉴别诊断

在雷诺病的诊断过程中,应注意与手足发绀症、网状青斑、红斑性肢痛症等相鉴别。

8.4.5.1 手足发绀症

此病原因不明,多见于女性青春期。临床特点是手足皮肤呈持久性发绀,范围广,呈手套和袜套形,变色均匀,皮肤细嫩,皮温明显降低。两手症状较足部重,发绀在气温低时和上肢下垂时加重,在温热环境中,或上肢举起后症状可减轻。持续按摩可促使皮肤发绀变淡或恢复正常,上述皮色变化与雷诺病不同。因而二者鉴别较易。

8.4.5.2 网状青斑

患者皮肤在寒冷刺激等因素影响下,细小动脉发生痉挛,伴有继发性细小静脉扩张和血液滞留,故皮肤表面出现网状青斑。此种皮肤改变可出现在四肢、头颈和躯干,比较广泛,多见于下肢,严重者可侵犯整个肢体,很少单独出现在手足。原发性网状青斑除畏寒和因青斑而感到不快外,无其他症状;继发性者则有各原发疾病的临床表现。根据上述特点,易与雷诺病相鉴别。

8.4.5.3 红斑性肢痛症

这是一种以末梢动脉扩张和对温热敏感的疾病,病因不明。临床表现的特点是手足有阵发性红、肿、痛、热四大症状。手足均可发生,但在两足为多见且明显。多呈对称性。足部温度升高时,常感灼痛难忍。因此患者怕热喜凉,宁愿赤脚和将足浸在冷水内,以缓解症状。此病与雷诺病的症状截然不同,故易鉴别。

8.4.5.4 冻疮

是一种寒冷季节性疾病,多见于儿童和妇女。末梢血管对寒冷敏感是其主要因素。一般可发生在两手、足、耳、鼻部,尤多见于手背和耳郭。冻疮初期局部皮色苍白,继而红肿,出现红、紫或紫红色界线性小肿块,压之褪色,尤多见手背外侧。遇热后常充血,且有轻度灼痒感。严重者出现水疱,可形成溃疡,愈合慢,常遗留萎缩性瘢痕。气温转暖后冻疮逐渐好转,可复发。多年复发者,两手皮肤可呈紫红色,形似手足发绀症。

8.4.6 治疗

8.4.6.1 局部治疗

外用药物可选用2%硝酸甘油软膏、1%～2%己基烟酸软膏、多磺酸黏多糖乳膏或复方肝素凝胶,每日2~3次。

8.4.6.2 系统治疗

血管平滑肌松弛剂能直接作用于血管平滑肌,以松弛周围血管。常用药物包括烟酸和硝苯地平。

抗高血压药及周围血管扩张剂一般药物包括盐酸妥拉唑啉、酚苄明、哌唑嗪、双氯麦角碱和利舍平。

5-羟色胺拮抗剂酮色林可拮抗5-羟色胺的缩血管及血小板凝集作用。

8.4.6.3 手术治疗

病情严重,药物治疗无效且皮肤组织营养障碍者应实施手术治疗,如交感神经切除术。

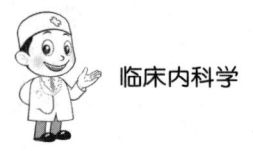

8.4.6.4 其他

血浆置换、中医治疗等。

8.4.7 预后

雷诺病经避免寒冷刺激、情绪激动、忌烟及药物和手术治疗后,一般预后较好。雷诺现象则取决于原发病的治疗效果和预后,由自身免疫性疾病引起的雷诺现象,一般预后较差。

8.4.8 预防

应尽可能避免寒冷刺激和情绪激动;禁忌吸烟;避免应用麦角胺,β-受体阻滞剂和避孕药;明显职业原因所致者(长期使用震动性工具低温下作业)尽可能改换工作状态或环境;如条件许可者可移居气候温暖和干燥地区。